Anaïs Deppenweiler

Le glutamate monosodique comme exhausteur de goût

Anaïs Deppenweiler

Le glutamate monosodique comme exhausteur de goût

Confiance ou méfiance ?

Presses Académiques Francophones

Impressum / Mentions légales
Bibliografische Information der Deutschen Nationalbibliothek: Die Deutsche Nationalbibliothek verzeichnet diese Publikation in der Deutschen Nationalbibliografie; detaillierte bibliografische Daten sind im Internet über http://dnb.d-nb.de abrufbar.
Alle in diesem Buch genannten Marken und Produktnamen unterliegen warenzeichen-, marken- oder patentrechtlichem Schutz bzw. sind Warenzeichen oder eingetragene Warenzeichen der jeweiligen Inhaber. Die Wiedergabe von Marken, Produktnamen, Gebrauchsnamen, Handelsnamen, Warenbezeichnungen u.s.w. in diesem Werk berechtigt auch ohne besondere Kennzeichnung nicht zu der Annahme, dass solche Namen im Sinne der Warenzeichen- und Markenschutzgesetzgebung als frei zu betrachten wären und daher von jedermann benutzt werden dürften.

Information bibliographique publiée par la Deutsche Nationalbibliothek: La Deutsche Nationalbibliothek inscrit cette publication à la Deutsche Nationalbibliografie; des données bibliographiques détaillées sont disponibles sur internet à l'adresse http://dnb.d-nb.de.
Toutes marques et noms de produits mentionnés dans ce livre demeurent sous la protection des marques, des marques déposées et des brevets, et sont des marques ou des marques déposées de leurs détenteurs respectifs. L'utilisation des marques, noms de produits, noms communs, noms commerciaux, descriptions de produits, etc, même sans qu'ils soient mentionnés de façon particulière dans ce livre ne signifie en aucune façon que ces noms peuvent être utilisés sans restriction à l'égard de la législation pour la protection des marques et des marques déposées et pourraient donc être utilisés par quiconque.

Coverbild / Photo de couverture: www.ingimage.com

Verlag / Editeur:
Presses Académiques Francophones
ist ein Imprint der / est une marque déposée de
OmniScriptum GmbH & Co. KG
Heinrich-Böcking-Str. 6-8, 66121 Saarbrücken, Deutschland / Allemagne
Email: info@presses-academiques.com

Herstellung: siehe letzte Seite /
Impression: voir la dernière page
ISBN: 978-3-8381-4738-3

Zugl. / Agréé par: Bordeaux, Université Victor Segalen, 2014

Copyright / Droit d'auteur © 2014 OmniScriptum GmbH & Co. KG
Alle Rechte vorbehalten. / Tous droits réservés. Saarbrücken 2014

REMERCIEMENTS

Je tiens aujourd'hui à exprimer l'état d'esprit dans lequel je me trouve. Ce travail de thèse représente à la fois la consécration et le détachement de mes six années d'études. Je me souviens encore en première année du respect et l'admiration que j'éprouvais face à un étudiant nouvellement diplômé, comment arriverais-je au bout de ces six longues années ! Je me souviens si bien du siège 534 que j'occupais dans l'amphithéâtre 3, des soirées tutorats interminables et au final ces années sont passées si vite.

Je tiens à exprimer ma profonde gratitude à l'ensemble du corps enseignant universitaire de Bordeaux 2 et plus particulièrement :

A notre président de thèse,

Professeur Bernard Muller

Doyen de l'UFR des Sciences pharmaceutiques et Professeur de Pharmacologie à l'Université Victor Segalen

Vous nous faites l'honneur de présider ce jury.

Je vous remercie vivement pour l'ensemble des enseignements que vous nous avez prodigué tout au long de ces années. Soyez assurée de ma très profonde admiration et veuillez trouver ici le témoignage de mon plus grand respect.

A notre directrice de thèse,

Docteur Véronique Michel,

Maître de conférences en Pharmacologie à l'Université Victor Segalen

Merci pour votre investissement lors de vos enseignements à la faculté de pharmacie et dans ce travail de thèse, merci pour vos conseils, votre gentillesse et votre patience. Veuillez trouver ici le témoignage de mon immense gratitude.

A notre pharmacien d'officine,

Mme Pascale CITTONE

Merci pour l'honneur que vous nous faites en acceptant de juger ce travail. Merci pour la confiance que vous m'avez accordée lors de mon stage de pratique professionnelle au sein de la pharmacie Delahaye,
Pour le partage de votre expérience et vos précieux conseils,
Recevez ici l'expression de mon respect et de mes sincères remerciements.

C'est sans hésiter que je dédis ces premières lignes à ma famille.

A mon grand père,

Tu nous as quitté il y a exactement deux semaines. Tu n'es plus physiquement parmi nous mais je sais que tu me combles par ta pensée.

A mes parents,

Pour tout ce que vous avez fait pour notre bonheur, on ne vous le répète pas assez souvent mais merci infiniment.

A ma sœur jumelle Marine et mon p'tit frère Nicolas,

Marine je ne saurais trouver de mots pour qualifier ce que tu représentes pour moi, tu es ma sœur et bien plus encore. Nicolas le petit dernier, je te souhaite tout le meilleur du monde, que tes concours soient le tremplin que tu espères.

A Mathieu,

Cher voisin et tendre ami, merci d'avoir toujours su trouver les mots opportuns. Je te souhaite beaucoup de belles choses, mais uniquement si je suis là pour les admirer. Merci aussi à *Sophie* et toute la famille de ne jamais avoir hésité à m'ouvrir grand vos bras.

A Margareth,

Pour certains tu viens d'une autre planète mais si tout le monde pouvait te ressembler. Tu es juste quelqu'un d'exceptionnel.

A Marion,

Une autre personne pour qui j'ai beaucoup d'estime, tu es quelqu'un d'unique, ta générosité est sans pareille et ta bonne foi ta force. Merci à ton compagnon, *Paul François* de prendre soin de toi comme il le fait. J'attends l'invitation dans votre nouveau chez vous à Ajaccio, ne tardez pas trop!

A Amélie,

Par ta bonne humeur communicative et ton sens du partage hors du commun tu as obtenu toute mon admiration. A très vite en Guadeloupe ou ailleurs.

A mes amis bordelais,

Valérie,

De nous avoir fait visiter le lycée dés notre arrivée dans la région, cette première approche a permit l'instauration d'une profonde amitié.

Florian,

Merci de ta générosité et de tous les moments passés ensemble, qu'il en soit toujours ainsi.

Jessica,

La donneuse de bons conseils, merci de m'avoir accordé ta confiance que j'espère ne jamais tromper.

A mes amis de la capitale :

A commencer par *Laurie,*

J'espère de tout cœur que tu as enfin trouvé ta voie. Je pense beaucoup à toi et j'espère te revoir bientôt. Merci à toute ta petite famille que je considère un peu comme la mienne.

A Nadine, Lucie, Bibiche, Doris,

Même si les nouvelles ne sont pas aussi fréquentes qu'on le voudrait, vous occupez une place si particulière à mes yeux.

Merci à mes collègues de pharmacie, je retiens les moments de stress lors d'examens, les rigolades en travaux pratiques, les moments de détente sur le gazon de la fac, les bringues en soirées pharmacie et tellement plus encore.

A Thierry,

J'espère que tu as trouvé ce que tu cherchais, que tu gardes ton rire si communicatif (c'est quand tu veux la rencontre avec la famille au Cameroun).

A Shadi (la faute est volontaire),

Que la Côte d'Ivoire ne nous sépare pas définitivement. Merci de tous les bons moments passés en ta compagnie !

A Margaux, Prisca, Emmanuelle, Stéphanie, Sabine, Angelo

Merci d'avoir été présents.

A Jean Marc,

Continue à me donner des nouvelles, jusqu'au jour où je débarquerais à ton cabinet (j'ai le plan maintenant).

Je consacre ces quelques lignes à mes amis rencontré à Budapest lors de ma quatrième année de Pharmacie. Ce fut une année tellement enrichissante autant sur le plan personnel que culturel. Cette année se résume en un mot : Partage.

A Kutay un de mes colocataires qui m'en a fait voir de toutes les couleurs, *Onur, Sena, Mariola, Fernando, Blanca, Atahan, Tasos et Stella…*

Merci à vous, personnes de tout horizon d'avoir marqué ce passage de ma vie et merci pour votre ouverture d'esprit.

A Mr Brian,

Un autre moment fort pour moi fut mon séjour parmi vous, les kiwis, en Nouvelle Zélande et plus précisément à l'hôpital de Wellington. Merci à de m'avoir guidé et de m'avoir permit de vous suivre dans vos moindres mouvements. Merci à l'ensemble de l'équipe pour votre disponibilité, vos explications et les «afternoon tea » insolites. J'ai passé trois mois inoubliables de part votre accueil et la beauté de votre île.

A Mr Herraire,

Pour m'avoir fait confiance durant deux belles années. Avoir pu contribuer à sauver des vies par l'intermédiaire du transport de don de moelle représente une de mes plus grandes fiertés.

A Mélodie,

Un immense merci. Grâce à l'association j'ai pu réaliser une mission humanitaire au Sénégal. Faire partie de la communauté Baye Fall pendant plusieurs semaines a été un réel épanouissement. Des rencontres évidentes, simples et sincères, voilà ce qui m'a touché. Contribuer à améliorer leur qualité de vie par des conseils simples de bon usage des médicaments ou encore par la construction d'une bibliothèque représente un aboutissement et un challenge réussi.

A l'équipe officinale de la Pharmacie Delahaye :

A Mme Delahaye, Pascale, Nathalie, Amandine et Elsa

Merci pour votre patience exemplaire. Ces six mois de stage de pratique professionnelle furent tout aussi riches en apprentissage et en partage. J'ai beaucoup appris grâce à vous. Que l'avenir vous réserve à toutes de belles choses.

J'ai débuté mon expérience professionnelle en Corse depuis peu. Je tiens à exprimer ma reconnaissance la plus sincère à *Stéphanie, Pierre et sa famille* pour leur gentillesse en or et de m'intégrer à la culture corse comme ils le font. Merci aux petits hommes corses, *Jean-Etienne* et *Baptiste* pour leur simplicité et leurs éclats de rire.

Un immense merci à Fernande connue sous le nom de Agnès ou de *Mémé*, merci de vous occuper de moi comme vous le faites, vous m'avez fait gagner énormément de temps grâce à vos petits plats aussi délicieux les uns que les autres. Merci pour vos tisanes et pour tous les moments passés en votre compagnie.

Vi ringraziu.

Table des matières

INTRODUCTION..........10
PREMIERE PARTIE : LE GOUT..........13
1. Cartographie du goût..........13
2. La gustation..........15
  2.1. Les saveurs..........17
    2.1.1. Les saveurs ioniques..........17
      2.1.1.1. Saveur salée..........17
      2.1.1.2. Saveur acide..........17
    2.1.2. Saveurs amères, sucrées et umami..........18
      2.1.2.1. La saveur sucrée..........18
      2.1.2.2. La saveur amère..........18
      2.1.2.3. La saveur umami..........19
  2.2. L'organisation du système gustatif..........19
    2.2.1. Le système gustatif périphérique..........20
      2.2.1.1. Les bourgeons du goût[14]..........20
      2.2.1.2. Les récepteurs du goût et la transduction des signaux gustatifs..........24
        2.2.1.2.1. Les saveurs salées et acides..........24
        2.2.1.2.2. Les saveurs sucrées, umami et amères..........25
      2.2.1.3. Traduction du signal chimique en un signal électrique..........28
    2.2.2. Le système gustatif central..........31
    2.2.3. Le codage gustatif..........33
      2.2.3.1. Le codage quantitatif..........33
      2.2.3.2. Le codage qualitatif..........34
    2.2.4. Variations interindividuelles..........37
DEUXIEME PARTIE : LE GLUTAMATE NEUROMEDIATEUR..........40
1. Le système glutamatergique..........40
  1.1. Synthèse du glutamate..........40
  1.2. Synapse glutamatergique..........41
  1.3. Plasticité synaptique..........41
  1.4. Les récepteurs du glutamate (GluR)..........43
    1.4.1. Les récepteurs métabotropiques du glutamate (mGluR)..........43
    1.4.2. Les récepteurs canaux ou ionotropiques du glutamate (iGluR)..........44
      1.4.2.1. Composition moléculaire et architecturale des iGluR..........44
      1.4.2.2. Modèle d'activation des iGluR et dimérisation des sous unités..........45
      1.4.2.3. Les récepteurs de type AMPA et NMDA..........46
        1.4.2.3.1. Les récepteurs de type AMPA..........46
        1.4.2.3.2. Les récepteurs de type NMDA..........47
        1.4.2.3.3. Propriétés cinétiques des récepteurs AMPA et NMDA..........49
      1.4.2.4. Les récepteurs kaïnate..........50
2. Les fonctions du glutamate dans l'organisme..........51
  2.1. Le glutamate précurseur..........51
  2.2. Effets du glutamate au niveau périphérique..........52
    2.2.1. Le tractus gastro-intestinal..........52
    2.2.2. Le pancréas..........53
    2.2.3. Autres organes..........53
  2.3. Effets du glutamate au sein du SNC..........54
    2.3.1. Rôle des transporteurs du glutamate..........55
    2.3.2. Exemple de l'implication du glutamate dans deux pathologies..........56
      2.3.2.1. Glutamate et maladie d'Alzheimer..........56
      2.3.2.2. Glutamate et épilepsie..........57
TROISIEME PARTIE : LE GLUTAMATE COMME ADDITIF ALIMENTAIRE..........59
1. Caractéristiques de la molécule..........59
2. Découverte du glutamate..........60

3. Le glutamate dans l'alimentation 62
   3.1. Le glutamate naturel et alimentation 63
   3.2. Le glutamate industriel 64
      3.2.1. Définition d'un additif alimentaire 64
      3.2.2. Historique et origine de l'utilisation des additifs alimentaires 65
      3.2.3. Origine de la biotechnologie alimentaire 65
      3.2.4. Normes et additifs 66
         3.2.4.1. Au niveau mondial 66
         3.2.4.2. Dans l'Union Européenne et en France 66
         3.2.4.3. Normes et glutamate monosodique 67
      3.2.5. Origine de l'utilisation et de la préparation du MSG 68
      3.2.6. Méthodes chronologiques de production commerciale du MSG 68
         3.2.6.1. Du glutamate au MSG 68
         3.2.6.2. La méthode d'extraction : la première méthode de production industrielle du MSG 69
            3.2.6.2.1. Extraction 69
            3.2.6.2.2. Isolement 71
            3.2.6.2.3. Purification 71
            3.2.6.2.4. Progrès de la méthode d'extraction 71
         3.2.6.3. Obtention du MSG par le procédé « Steffen waste » 72
         3.2.6.4. Obtention du MSG par synthèse chimique 72
         3.2.6.5. Obtention du MSG par fermentation 73
            3.2.6.5.1. Le microorganisme producteur du glutamate monosodique : Corynébactérium glutamicum. 74
            3.2.6.5.2. Conditions de culture 75
            3.2.6.5.3. Contraintes 77
               3.2.6.5.3.1. Contraintes chimiques permettant la production d'acide glutamique 77
               3.2.6.5.3.2. Contraintes chimiques permettant la production d'acide glutamique 80
            3.2.6.5.4. Procédés employés pour la synthèse et l'excrétion bactérienne du glutamate après optimisation des conditions de culture 81
      3.2.7. Aspects économiques de la production de MSG 84
      3.2.8. Glutamate industriel et alimentation 85
         3.2.8.1. Aliments préemballés susceptibles de contenir du MSG [80] 86
         3.2.8.2. Aromatisants pouvant contenir du MSG 86
         3.2.8.3. Le MSG et autres appellations 87
         Les ingrédients suivants contiennent toujours du glutamate sous forme libre : 87
4. Chiffres 88
5. Intérêts du glutamate 90
   5.1. Réduction de la part de sel 90
   5.2. Lutte contre la dénutrition de la personne âgée 90
QUATRIEME PARTIE : LES EFFETS DU GLUTAMATE "EXOGENE" SUR L'ORGANISME 93
1. Effets délétères 93
   1.1. Allergie et intolérance 93
   1.2. Effets neurologiques er psychiatriques 95
      1.2.1. Neurotoxicité 95
      1.2.2. Maladies neurodégénératives 97
      1.2.3. Trouble envahissant du développement (TED) et désordres psychiatriques 98
   1.3. Désordres neuro-endocriniens 99
      1.3.1. L'Obésité 101
      1.3.2. Diabète de type II 103
   1.4. Autres effets 105
      1.4.1. Dégénérescence rétinienne 105
      1.4.2. Asthme 106

	1.4.3.	Migraine	106
	1.4.4.	Inflammation générale	107
	1.4.5.	Cancérogénicité	108
2.	Discussion des études menées jusqu'à présent		109
3.	Campagne pour la clarification de l'étiquetage aux Etats-Unis (*Truth in Labeling Campaign* ou *TLC*)		110
CONCLUSION			112

INTRODUCTION

Le glutamate monosodique représente à l'heure actuelle un des exhausteurs de goût le plus produit au monde. Cet additif alimentaire est à l'origine du cinquième goût nommé « umami » signifiant « savoureux » en japonais. Depuis sa découverte au début du siècle dernier par le professeur japonais Ikeda, sa production mondiale ne cesse de croître puisque la demande se fait de plus en plus importante

Même si le glutamate monosodique reste une molécule inconnue pour bon nombre d'entre nous, il n'en est pas pour le moins absent de nos aliments quotidiens. Si l'on n'en a jamais entendu parler, on en a très certainement déjà fait l'expérience. En effet, il possède l'avantage considérable de relever le goût des aliments auxquels il est ajouté.

Alors que la Food and Drug Administration (FDA) prône la totale sécurité de cet additif alimentaire, et n'impose aucune limite en termes de quantité au sein d'une denrée alimentaire, de récentes études suggèrent néanmoins une prudence vis-à-vis du glutamate monosodique.

Plusieurs questions peuvent se poser à propos de cet additif alimentaire. En effet, dans un monde de consommation voire de sur-consommation, de par ses propriétés sapides le glutamate monosodique pourrait-il exercer un rôle addictif sur les consommateurs? Une consommation en glutamate monosodique pourrait-elle avoir des effets néfastes au long cours ?

En effet, le glutamate est un meuromédiateur exerçant des fonctions physiologiques indispensables dans l'organisme. Un excès de glutamate est impliqué dans diverses pathologies neurodégénératives telles que la maladie d'Alzheimer ou encore l'épilepsie. Il parait alors sensé de s'interroger sur les effets potentiels du glutamate monosodique. S'il est synthétisé à partir du glutamate, ne pourrait-il pas entraîner l'apparition de ces mêmes maladies ? Peut-il être à l'origine d'autres affections ?

Ce travail a pour but d'essayer de lever le rideau sur cet exhausteur de goût et résoudre l'énigme qui s'offre à nous. Les divergences d'opinions nous noient dans le doute, mais qu'en est-il vraiment ? Y-a-t-il vraiment matière à s'inquiéter ?

Nous allons dans un premier temps nous intéresser au goût proprement dit, la transmission de l'information sapide de la périphérie aux aires cérébrales et ainsi comprendre comment le cerveau arrive à faire la distinction entre tel ou tel goût.

La deuxième partie sera consacrée au glutamate en tant que neuromédiateur. Ses récepteurs, leurs localisations, et son rôle physiologique nous aideront à établir une relation de cause à effet entre le glutamate et le glutamate monosodique.

La partie suivante traitera du glutamate monosodique en abordant notamment sa présence dans certains aliments et l'évolution des divers moyens de production avec l'objectif permanent de rendement maximal. L'aspect réglementaire et législatif de sa distribution sera également abordé.

Enfin, la dernière partie fera la synthèse des effets indésirables les plus retrouvés dans la littérature scientifique, dans le but de nous positionner par rapport à l'usage de cet additif.

PREMIERE PARTIE

LE GOUT

1. Cartographie du goût

L'un des faits les plus répandus sur le goût concerne la répartition des zones sensitives apportées par les quatre goûts de base : le sucré, l'amer, l'acide et le salé.[1]

Il y a peu de temps encore, les récepteurs du goût étaient répartis en zones spécifiques sur notre langue, cependant cette théorie serait fausse.[2] Comment est-ce possible? A priori, cette théorie serait basée sur de simple erreur d'interprétation.

La première cartographie de la langue remonte à la thèse du scientifique allemand David Hänig publiée dans *Philosophische Studien* en 1901 *(Figure 1)*.[3]
Il croyait alors que si le seuil de perception de ces quatre stimuli pouvait être montré avec des variations différentes sur la surface de la langue, ceci indiquerait que les quatre goûts avaient des mécanismes physiologiques distincts.

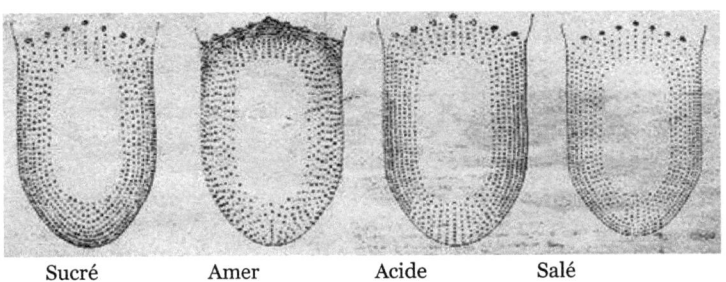

Sucré   Amer   Acide   Salé

Figure 1 : Représentation des goûts selon Hanig (1901).[3] La perception du goût est ici représentée par une densité de symboles

Hänig remarqua que le degré de sensibilité pour le sucré atteignait son maximum au bout de la langue et son minimum à la base de la langue. Pour l'amertume, la sensibilité était à son maximum à la base et son minimum au bout de la langue. La sensibilité à l'acide était à son minimum au bout et à la base avec cependant deux maxima équidistants aux centres des côtés de la langue. Le salé était perçu de manière presque égale partout.[4]

S'il a bien écrit qu'il existait une différence de sensibilité entre l'avant et les côtés de la langue, il précisait néanmoins que ces écarts ne dépassaient pas 5% et étaient donc négligeables. Pour illustrer son idée il a toutefois dessiné une langue divisée en plusieurs zones mais a omis d'y ajouter une légende. Hänig n'a jamais dit que les autres régions de la langue n'étaient pas sensibles à ces substances; il s'est contenté d'indiquer quelles étaient les régions les plus sensibles.[5]

Quarante ans plus tard, quand Edwin Boring, grand historien psychologue de Harvard, se servit de ces données pour écrire son propre livre *Sensation and Perception in the History of Experimental Psychology* publié en 1942, il reprit le diagramme de Hänig *(Figure 2)*.
La barrière de la langue l'empêcha d'en saisir la légende en conclut que ces zones représentaient des différences de perception.

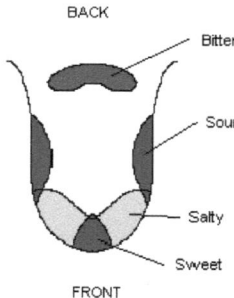

Figure 2 : Représentation commune de la cartographie humaine du goût selon Boring [5]

C'est ainsi qu'il fut à l'origine d'une erreur ainsi répétée dans toute la littérature scientifique et aujourd'hui encore présente dans tous les esprits. Selon Boring on ne peut dire combien les écarts de variations sont significatifs.

Les variations dans les seuils de perception ont été ré-examinés plus tard, en 1974.[7] Les résultats obtenus allaient à l'encontre des écrits de Hanig mais ils s'accordaient en certains points : il y avait des écarts dans les seuils de perception du goût autour du périmètre de la langue, mais ces écarts étaient réduits et insignifiants puisque la perception de tous les goûts est possible à n'importe quel endroit de la langue tant qu'il existe des récepteurs au goût.[6]

Les scientifiques s'accordent à dire qu'il existe un cinquième goût de base : l'umami, goût attribué au glutamate, découvert par Professeur Kikunae Ikeda, un scientifique japonais, dans le début des années 1900 *(Figure 3)*.

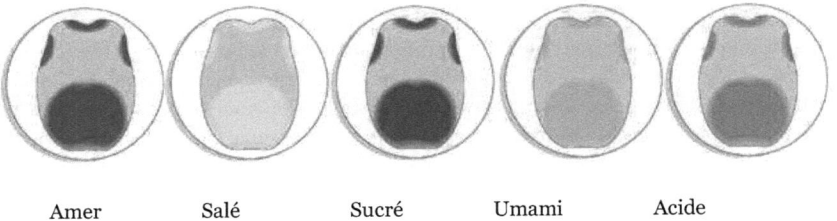

Figure 3 : La perception des cinq sensations sapides de base : l'amer, le salé, le sucré, l'umami et l'acide [8]

2. La gustation

Les stimuli gustatifs sont bien souvent des molécules non volatiles, hydrophiles et solubles dans la salive. C'est le cas par exemple des sels nécessaires à l'équilibre électrolytique, comme le chlorure de sodium (NaCl), des acides aminées essentiels indispensables à la synthèse des protéines, comme par exemple le glutamate.

Le système gustatif code des informations telles que la quantité ou encore la nature des stimuli. De manière générale, plus la concentration de la substance stimulante est élevée, plus l'intensité gustative perçue est forte. Les concentrations seuils de détection de la plupart des substances sapides sont très élevées : elle est environ de 2 mM pour l'acide citrique, de 10 mM pour le NaCl et de 20 mM pour le sucrose. Etant donné que le corps a besoin d'un taux conséquent en sels et hydrates de carbone, il se pourrait que les cellules gustatives ne répondent qu'à de telles concentrations en vue d'assurer l'absorption adéquate de ces diverses substances indispensables à notre organisme. Il est manifestement avantageux que notre système gustatif détecte des substances potentiellement dangereuses (tels que les composés amers) à des concentrations beaucoup plus faibles. Ainsi la concentration seuil de la quinine n'est que de 0,008 mM et celle de la strychnine de 0,0001 mM. [9]

En étroite collaboration avec le système olfactif et trigéminal, le système gustatif permet d'évaluer la comestibilité des aliments. Lorsqu'un aliment est mis en bouche, les substances chimiques qui le constituent interagissent avec les récepteurs des cellules gustatives. *In fine* la transduction des stimuli nous informe en outre sur la nature, la concentration ainsi que le caractère agréable dit hédonique ou désagréable de la substance.

Le bout de la langue répond préférentiellement aux composés sucrés qui véhiculent un ensemble de perceptions « agréables » puisque qu'ils sont à l'initiative de comportements alimentaires tels que des mouvements de la bouche, une sécrétion de salive, une déglutition et une libération d'insuline. En revanche les composés acides provoquent des grimaces, des plissements des lèvres et une sécrétion massive de salive en vue de diluer la substance en jeu. Les réponses aux substances amères qui prédominent dans la région postérieure de la langue sont d'un tout autre registre. Les substances amères déclenchent une protrusion de la langue et d'autres réactions de protection qui empêchent l'ingestion.

De manière générale toutes ces informations préparent l'organisme à recevoir la nourriture en provoquant soit la salivation et la déglutition ou au contraire des réflexes nauséeux et une régurgitation si la substance est « mauvaise ». Les informations concernant la température et la texture des aliments sont pris en charge par les récepteurs somesthésiques puis transmises par le nerf trijumeau et autres nerfs crâniens sensitifs au thalamus et au cortex somesthésique.

Comme pour l'olfaction, la sensibilité gustative diminue avec l'âge : il est commun de voir les adultes rajouter davantage de sel ou d'épices à leur nourriture que les enfants. Cette diminution de la sensibilité au sel accompagnée par ce réflexe de rajout de sel peut avoir des conséquences néfastes pour les personnes âgées notamment, atteintes de problèmes d'équilibre hydrominéral.[9]

Sur la base d'un consensus interculturel, on distingue aujourd'hui cinq catégories de saveurs : le salé, le sucré, l'acide, l'amer et l'umami. Une telle classification semble pourtant trop étroite. A ces cinq sensations sapides de base, s'ajoute d'autres sensations apparentées au goût induisant une irritation chimique. Ainsi, les sensations décrites comme « rafraîchissantes », « piquantes » et « astringentes » respectivement provoquées par le menthol, la capsaïcine et des phénols, en sont les exemples. La plupart de ces sensations sont directement transmises par les nerfs trigéminés sans aucune mise en jeu de quelconques récepteurs.

Enfin, par le principe similaire à celui des couleurs primaires en peinture, le mélange de différentes substances chimiques permet de produire des sensations gustatives totalement nouvelles. Ainsi en combinant différentes sensations, il est possible de capter et ressentir n'importe quel goût.[9]

2.1. Les saveurs

2.1.1. Les saveurs ioniques

2.1.1.1. Saveur salée

La sensation de salé est en partie due à la présence de chlorure de sodium (NaCl) et à un degré moindre d'autres sels. Le sel de table représente de loin l'épice la plus utilisée pour renforcer la flaveur et le goût des aliments. Les eaux minérales et surtout l'eau de mer regorge de sel (2,7-3,7%).[10]

Le goût salé pur est uniquement induit par NaCl. Cependant, une absorption excessive de sel peut engendrer des risques pour la santé comme notamment l'hypertension. Les substituts du sel, tel que le glutamate monosodique, permettent de réduire significativement le taux de NaCl. Malgré tout, il n'est pas possible de remplacer entièrement le sel de table.

A haute teneur, le sel est connu pour être le plus ancien et le plus important agent de conservation de la viande et du poisson. Cependant, il faut se méfier car il n'assure pas une protection totale contre les bactéries et les micro-organismes halophiles qui peuvent causer une détérioration de l'aliment.[10]

2.1.1.2. Saveur acide

Le goût acide est causé par les ions hydrogène H^+. Son intensité dépend du potentiel de membrane et non de la concentration effective des ions H^+, représentant le pH.

Le goût acide est principalement apporté par les acides organiques présents dans les aliments, tels que les acides acétique, oxalique, lactique, succinique, malique, tartrique et citrique. Les acides organiques les plus retrouvés dans les fruits sont les acides malique et tartrique. L'acide malique domine par exemple dans les fruits tels que la pomme ou la poire, et l'acide tartrique se trouve uniquement dans le raisin. Autre illustration : la saveur acidulée de la tomate est due à la présence d'acide malique et d'acide citrique.[10]

2.1.2. Saveurs amères, sucrées et umami

2.1.2.1. La saveur sucrée

Les molécules sucrées sont en général très appréciées, le sucré étant corrélé à un fort pouvoir hédonique. Nombreuses sont les molécules à l'origine de cette saveur tant appréciée dès notre plus jeune âge. On peut citer les hydrates de carbone comme représentants majeurs de ce goût sucré.[11]

En prenant comme référence le saccharose et son pouvoir sucrant fixé à 1 (retrouvé dans la betterave, la canne à sucre), le lactose présent dans le lait, le maltose (issu de l'amidon), et le glucose (présent dans le miel, le raisin, l'amidon) affichent respectivement des pouvoirs sucrants de 0,30, 0,33 et 0,70. Le fructose, présent dans les fruits, est en revanche doté d'un pouvoir sucrant de 1,20.[12]

2.1.2.2. La saveur amère

Beaucoup d'entre nous trouvent le goût amer déplaisant : de nombreux alcaloïdes sont amers et les biologistes de l'évolution ont suggéré que le dégoût et la sensation que l'amer procure sont apparus pour éviter les empoisonnements accidentels.

Le goût amer est apporté par une nourriture ou boisson décrite comme âcre et vécue comme désagréable par l'homme. Il s'agit de la bière, du café, du chocolat non sucré, de l'orange amère, des olives, de l'écorce d'orange ou encore de nombreuses plantes appartenant à la famille des Brassicacées. La quinine, que l'on retrouve dans les boissons tonifiantes est également réputée pour être amère.

La substance synthétique phénylthiocarbamide (PTC) est perçue comme extrêmement amère par la majorité d'entre nous, elle peut néanmoins apparaître presque dépourvue de goût pour d'autres. Cette capacité à percevoir une substance sapide plus ou moins intensément a été l'objet de nombreux questionnements pour les généticiens puisque qu'elle relèverait d'une variabilité génétique. Elle a aussi été d'un grand intérêt pour ceux qui étudient l'évolution, car les humains sensibles au PTC le sont aussi à de nombreux composés amers naturels, souvent connus pour leur toxicité.[9]

Une des substances les plus amères connues est le dénatonium, obtenu par synthèse et découvert fortuitement en 1958 par un laboratoire pharmaceutique écossais lors de recherche en vue d'améliorer les propriétés anesthésiques de la lidocaïne. Le benzoate de dénatonium *(Figure 4)* est un solide blanc inodore utilisé pour ces propriétés répulsives pouvant prévenir l'ingestion accidentelle de produits toxiques par l'homme, surtout les enfants et par les animaux (produits ménagers et antigels, cosmétiques, parfums, lutte contre l'onychophagie et servant également à dénaturer l'éthanol). Ce composé artificiel est aussi amer que la quassine, le composé naturel connu le plus amer. La quassine, extraite du bois du quassia, est environ 50 fois plus amère que la quinine et 1 670 fois plus amère que la caféine.[13]

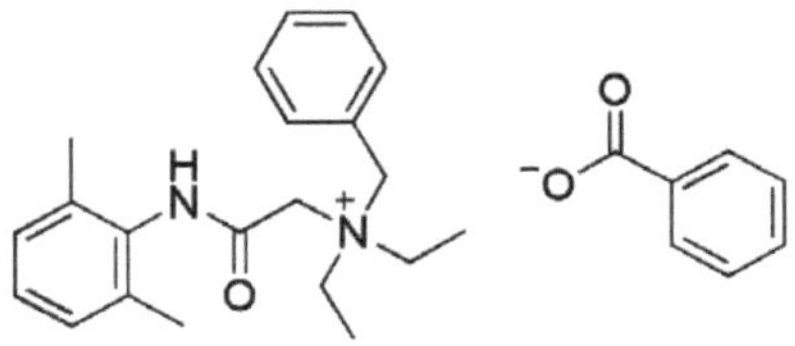

Figure 4 : Représentation de la formule chimique du benzoate de dénatorium [13]

Une saveur amère peut être également rapportée suite à l'ingestion de petits peptides. La qualité et l'intensité de leur goût amer ne dépend pas de leur configuration moléculaire mais est liée à l'hydrophobicité de leur chaîne latérale.

2.1.2.3. La saveur umami

Le cinquième goût a été identifié en 1909 par Professeur Ikeda : il s'agit du goût « umami » (qui équivaut au terme « savoureux » en japonais). Il correspond à la sensation engendrée par le glutamate, largement retrouvé dans la cuisine asiatique, qui a la particularité de renforcer le goût de nombreux aliments, d'où son utilisation en tant qu'exhausteur de goût sous forme de glutamate monosodique.[9]

En permettant l'entrée de sodium et de calcium au sein de la cellule gustative, il diminue le seuil d'excitabilité des cellules cérébrales, et rend le système nerveux central plus réceptif aux informations provenant des papilles gustatives. Il permet ainsi d'accentuer le goût des aliments et manipule notre perception du goût. Il ne modifie pas la saveur mais augmente l'intensité des perceptions olfacto-gustatives.

2.2. L'organisation du système gustatif

Bien que le code gustatif fondé sur ces cinq catégories de saveurs soit loin d'être parfaitement élucidé, nous savons qu'à chacune de ces saveurs correspond une catégorie bien distincte de récepteurs portés par des groupes particuliers de cellules gustatives.

Une fois que des composés sapides se lient à leurs récepteurs gustatifs, ils déclenchent une cascade de réactions biochimiques intracellulaires qui transforme une information physicochimique en une information électrique. Ces réactions en chaîne aboutissent à la génération de potentiels d'action modulés en fréquence, véhiculés par des nerfs jusqu'au centres nerveux supérieurs.

L' « image sensorielle » constituée par l'ensemble des neurones activés et non-activés est le reflet de l'objet dégusté qu'elle « identifie » ; elle est traitée et transmise de proche en proche vers plusieurs aires cérébrales. Lorsque nous goûtons du sucre, nous obtenons une image d'activation neuronale. La prise répétée de sucre aboutit sans cesse à la même image d'activation neuronale et, par corrélation avec la source, nous pouvons affirmer le caractère sucré de cette perception. Si un stimulus différent donne une image distincte mais similaire, le cerveau analyse alors cette information : nous pouvons la nommer « sucrée » également. Cette option de catégorisation est une opération mentale et inconsciente, qui est possible grâce à l'ensemble des processus participant à ce codage de l'information chimiosensorielle.[9]

2.2.1. Le système gustatif périphérique

2.2.1.1. Les bourgeons du goût[14]

Les papilles linguales contiennent les bourgeons du goût, eux-mêmes constitués de cellules sensorielles gustatives dont les microvillosités apicales communiquent avec l'extérieur, au niveau du pore gustatif baigné par la salive *(Figure 5)*.[15]

Chez l'homme, on compte approximativement 4000 bourgeons du goût répartis dans toute la cavité buccale et dans la partie supérieure du tractus digestif. D'un diamètre d'environ 50 µm à la base et d'une longueur d'à peu près 80 µm, chacun d'entre eux contient de 30 à 100 cellules gustatives (qui constituent les récepteurs sensoriels primaires) plus quelques cellules basales. Ces bourgeons sont d'origine épithéliale et non nerveuse.[14]

Au niveau du pore gustatif (d'environ 1 mm) débouche les microvillosités apicales des différentes cellules constituant le bourgeon. A cette ouverture, des jonctions serrées étanches permettent de faire le lien entre ces diverses cellules. Elles se distinguent par leurs propriétés fonctionnelles :

- les cellules de type I sont assimilées à des cellules gliales
- les cellules de type II, ou réceptrices contiennent les récepteurs des deux familles T1R et T2R ainsi que l'α-gustducine
- les cellules de type III dites présynaptiques, forment une synapse avec les terminaisons nerveuses
- les cellules de type IV ou cellules basales [14]

La grande majorité des bourgeons du goût (75%) se trouvent sur la face dorsale de la langue, dans de petites éminences appelées papilles (milliers de petites « bosses » réparties sur la surface de la langue). Leurs propriétés fonctionnelles et leurs localisations permet d'en distinguer trois types : les papilles fongiformes (représentant environ 25 % de l'ensemble des bourgeons du goût), les papilles caliciformes (qui en représente 50 %) et les papilles foliées ou filiformes (25 %). (Figure 5).

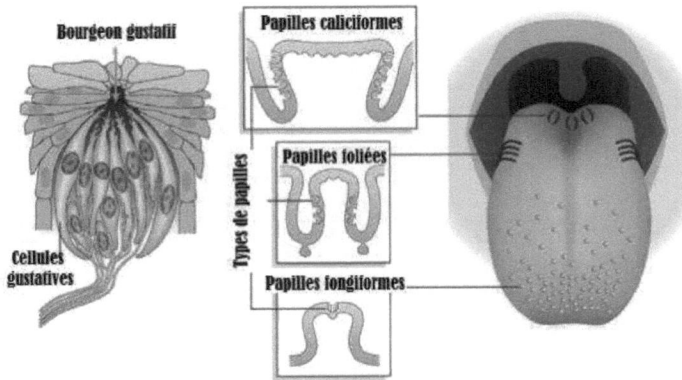

Figure 5 : Bourgeon du goût et emplacements des différents types de papilles [1]

Les papilles fongiformes occupent les deux tiers antérieurs de la langue ; elles présentent la densité la plus élevée (environ 30/cm2) à l'extrémité de la langue. Elles ont une forme caractéristique de champignon (d'où leur appellation) et possèdent trois à cinq bourgeons du goût à leur surface apicale.

Neuf papilles caliciformes composent notre langue, elles sont disposées en chevron à l'arrière de la langue (forme en V). Les parois de la dépression circulaire que forme chacune d'entre elles comptent environ 250 bourgeons du goût.

Quant aux papilles foliées, il en existe deux, situées latéralement à la base de la langue vers l'arrière. Chacune comporte une vingtaine de sillons parallèles dont les parois contiennent à peu près 600 bourgeons du goût.[16]

Dans ces conditions, l'application de stimuli chimiques sur la langue excite d'abord les papilles fongiformes, puis les papilles foliées et les papilles caliciformes. Ultérieurement, les substances sapides stimulent à leur tour les bourgeons dispersés au niveau du pharynx, du larynx et de la partie supérieure de l'œsophage. Le voile du palais dispose également d'environ 400 bourgeons et on en compte aussi près de 1000 sur l'épiglotte.

Chronologiquement, la transduction chimiosensorielle débute dans les cellules gustatives dont les récepteurs sont situés sur les microvillosités apicales, au niveau du pore gustatif *(Figure 6 et 7)*. Au niveau basal, le bourgeon fait synapse avec les fibres afférentes des divers nerfs crâniens.

Les expériences de marquage radioactif des cellules épithéliales ont montré que la demi-vie moyenne des cellules gustatives constituant le bourgeon est d'environ 10 jours, elles se régénèrent à partir des cellules basales.[16]

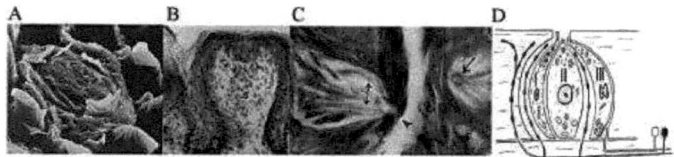

Figure 6 : Anatomie du bourgeon du goût [14]

    (A) Pore d'un bourgeon du goût d'une papille fongiforme
    (B) Bourgeon du goût dans une papille fongiforme
    (C) Papille foliée montrant les cellules sensorielles des bourgeons du goût et les pores
    (D) Schéma montrant l'innervation des bourgeons du goût dans les papilles fongiformes par les axones de la corde du tympan (en blanc) et par des terminaisons nerveuses libres du nerf trijumeau (en noir)

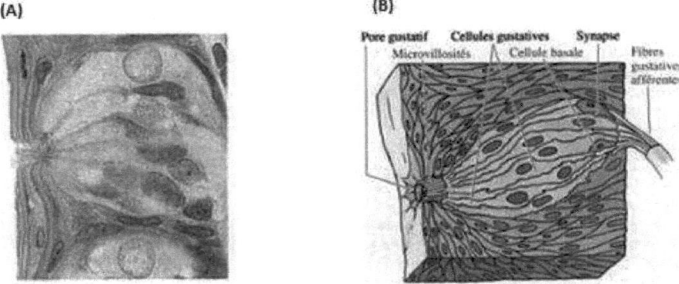

Figure 7 : Bourgeons du goût et l'innervation périphérique de la langue [14]

(A) Un bourgeon du goût en microscopie optique
(B) Schéma d'un bourgeon du goût, où on peut apercevoir les divers types de cellules gustatives et les filets nerveux gustatifs qui leur sont associés. Les microvillosités apicales des cellules forment le pore gustatif

Cette dernière observation amène à s'interroger sur les mécanismes et liens qui existent entre les connections nerveuses et les cellules gustatives d'un bourgeon. Des expériences de dénervation ont démontré que ces relations nerveuses sont d'ailleurs indispensables à la survie du bourgeon, provoquant une dégénérescence puis une disparition rapide des bourgeons gustatifs. Ces mêmes bourgeons réapparaissent lors de la ré-innervation. L'hypothèse suivant laquelle les fibres nerveuses gustatives libèreraient une ou plusieurs substances trophiques à l'origine la transformation des cellules épithéliales germinales en cellules gustatives est née de ces observations.[16]

Il y a plus de fibres nerveuses pénétrant dans les bourgeons que de fibres composant les nerfs gustatifs *(Figure 8)*. Chacune de ces fibres amyéliniques innerve en moyenne 4 à 8 cellules gustatives, appartenant parfois à différents bourgeons distants de plusieurs millimètres. Une cellule sensorielle est innervée par plusieurs fibres nerveuses différentes ce qui dénote l'existence d'un fort taux d'arborisation périphérique.

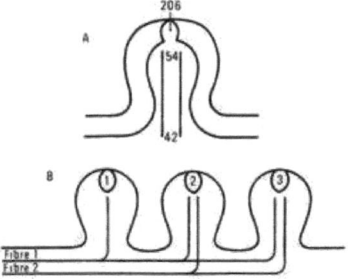

Figure 8 : L'innervation de bourgeons du goût au sein d'une papille fongiforme de rat [16]

(A) Diagramme illustrant le nombre réel de fibres puis de terminaisons nerveuses pénétrant dans une papille fungiforme de rat pour innerver un seul bourgeon
(B) Représentation simplifiée de l'innervation de trois papilles fungiformes chez le rat par deux fibres de la corde du tympan. La fibre 1 innerve les papilles 1, 2 et 3. La fibre 2 innerve les papilles 2 et 3

2.2.1.2. Les récepteurs du goût et la transduction des signaux gustatifs

Les cinq grandes catégories de saveurs, le salé, le sucré, l'acide, l'amer et l'umami, sont représentées par cinq classes de récepteurs gustatifs localisés dans les microvillosités apicales des cellules gustatives.

2.2.1.2.1. <u>Les saveurs salées et acides</u>

Elles résultent essentiellement de stimuli provoqués par des ions à charge positive provenant de sels : comme le Na^+ du $NaCl$ ou encore le H^+ des acides. Les saveurs salées et acides font intervenir des canaux ioniques spécifiques : il s'agit du canal Na^+ sensible à l'amiloride pour le salé et d'un canal cationique, sensible au H^+ pour l'acide.

L'ion Na^+ est reconnu par des canaux ioniques de la famille des canaux sodiques épithéliaux (ENaC) sensibles à l'effet inhibiteur de l'amiloride.

L'ion H^+, dissocié d'un acide peut être reconnu par les récepteurs de la famille des *Acid Sensing Ion Channel* (ASIC), également inhibés par l'amiloride, situés au niveau basal de la cellule réceptrice et qui laissent entrer les ions H^+. Il semblerait que les Transient Receptor Potential (TRPP5) situés dans la partie apicale des cellules signalent aussi les H^+ chez l'homme. Ces canaux cationiques activés notamment par l'ion H+ permettraient l'entrée de calcium dans la cellule réceptrice *(Figure 9)*. La différence de potentiel de membrane portée par le courant entrant positif (porté par le Na+ dans le cas du salé, ou par le H+ dans le cas de l'acide) dépolarise la cellule gustative ce qui active des canaux Na+ sensibles au voltage situés sur le domaine basolatéral de la cellule. Cette dépolarisation supplémentaire active à son tour des canaux Ca^{2+} activés par le voltage provoquant alors la libération de neurotransmetteurs par la région basale de la cellule. Il en résulte la génération de potentiels d'action dans les terminaisons des neurones sensitifs primaires.[15]

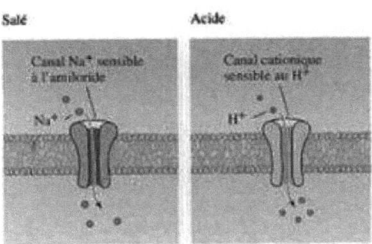

Figure 9 : Mécanismes moléculaires de la transduction gustative par des canaux ioniques.[9] *Dans le cas du sucré et du salé, c'est un courant positif empruntant le canal qui provoque la dépolarisation de la cellule*

2.2.1.2.2. Les saveurs sucrées, umami et amères

La perception des saveurs sucrées, umami et amères passe par l'activation de récepteurs appartenant à la famille C des récepteurs couplés aux protéines G (RCPG) : les T1R ou les T2R.[17]

Les récepteurs du goût sucré et des acides aminés comme le glutamate monosodique (umami) partagent une même sous-unité réceptrice a sept domaines transmembranaire, la T1R3 : la combinaison T1R2/T1R3 forme le récepteur du sucré et la combinaison T1R1/T1R3 permet la perception de l'umami.
Les récepteurs T1R2 et T1R1 sont exprimés dans des sous-ensembles différents de cellules gustatives. Ceci indique alors qu'au sein des bourgeons du goût certaines cellules présentent une sensibilité sélective au sucré ou aux acides aminés.

Lorsqu'un stimulus sucré ou umami se fixe respectivement sur les récepteurs T1R2/T1R3 et T1R1/T1R3, il se crée une cascade de transduction du signal qui provoque l'activation d'une isoforme de la phospholipase C, la PLCβ2, qui va alors cliver le Phosphatidylinositol-triphosphate (PIP2) en *Inositol-tri-Phosphate* (IP3) et DiacylGlycérol (DAG).

L'augmentation de la concentration d'IP3 va entraîner la libération de Ca^{2+} du Réticulum Endoplasmique (RE), ce qui va dépolariser la cellule et activer les récepteurs-canaux *Receptor Potential* TRP (TRPM5). L'activation de ces récepteurs entraîne l'entrée de calcium dans la cellule gustative et donc sa dépolarisation. Il s'ensuit la libération de neurotransmetteur à la synapse, entre cellule gustative et axone du neurone sensitif primaire *(Figure 10)*.[9, 10]

Une autre famille de récepteurs couplés aux protéines G, les récepteurs T2R sont chargés de reconnaître les saveurs amères. Il existe une trentaine de sous-types T2R codés par 30 gènes. Les récepteurs T2R ne sont pas retrouvés dans les mêmes cellules que les récepteurs T1R1, T1R2 et T1R3. Cette observation nous amène alors à penser que les cellules réceptrices sensibles aux saveurs amères forment vraisemblablement une classe à part.

L'activation du récepteur T2R entraîne la même cascade de transduction que celle déclenchée par les stimuli sucrés et umami *(Figure 10)*. Cependant, les cellules gustatives exprimant le récepteur T2R sont pratiquement les seules à contenir de la gustducine, une protéine G propre aux cellules gustatives qui semble participer à la transduction des saveurs amères.[14, 15]

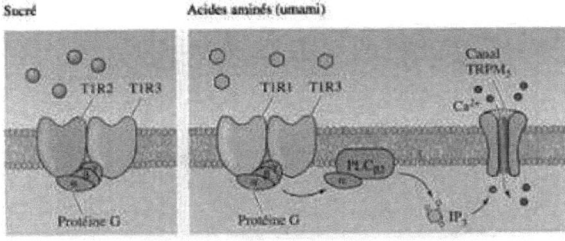
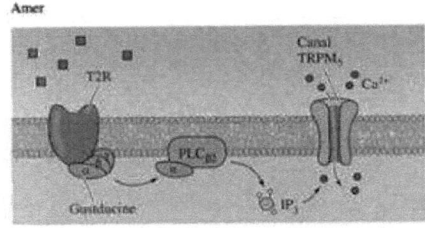

Figure 10 : Mécanismes moléculaires de la transduction gustative par des des récepteurs couplés aux protéines G. La transduction du sucré, de l'umami et de l'amer fait appel à différentes catégories de récepteurs couplés aux protéines G mais elles partagent la même voie de signalisation intracellulaire. Les récepteurs T2R sont à la gustducine, absente des cellules gustatives exprimant les récepteurs du sucré et des acides aminés [9]

PLCβ2 = Phospholipase C β2, IP3 = Inositol-tri-Phosphate, TRMP5 = Canal cationique, αβγ = 3 sous-unités de la protéine G Gustducine : Protéine G particulière dans la perception de la saveur amère

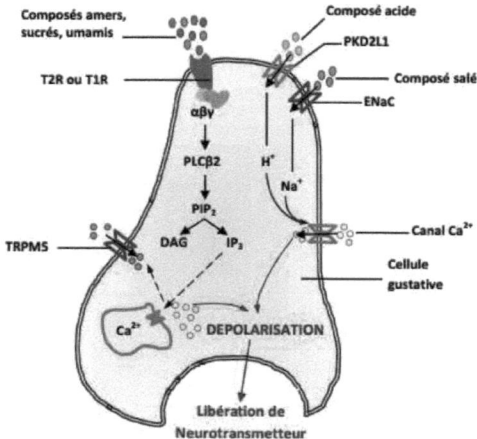

Figure 11 : Schéma récapitulatif des cascades de transduction des cinq saveurs principales : le salé, l'acide, l'amer, l'umami et le sucré. Il s'agit un schéma de synthèse : les T1R et T2R ne sont pas retrouvés dans les mêmes cellules [11]

PIP2 = Phosphatidylinositol-triphosphate, PLCβ2 = Phospholipase C β2, DAG = DiacylGlycérol, IP3 = Inositol-tri-Phosphate, ENaC = Canal Sodique Epithélial, TRMP5 = Canal cationique

2.2.1.3. Traduction du signal chimique en un signal électrique

Rappelons qu'au sein des bourgeons du goût, les cellules de type I et II représentent les cellules de soutien ; elles possèdent des microvillosités dans leur région apicale, et pourraient même sécréter certaines substances dans la lumière du pore gustatif. Les cellules de type II pourraient néanmoins être impliquées dans la genèse des signaux. Elles entretiennent en effet des contacts non-synaptiques avec certaines des fibres nerveuses s'introduisant dans le bourgeon.

Les cellules de type III sont les seules du bourgeon à présenter de réelles structures synaptiques avec les terminaisons des fibres nerveuses, elles détiennent le titre de « vraies cellules réceptrices ». Leur protubérance apicale pourrait être le site de transduction.

Les cellules de type IV constituent les cellules basales, elles auraient un rôle de remplacement des cellules du bourgeon. Elles sont situées dans la partie basale du bourgeon, elles n'atteignent pas le pore et ont une morphologie peu différente des cellules germinatives épithéliales *(Figure 12)*. Les études par marquage radioactif indiquent que ces cellules basales ont comme origine la différenciation des cellules épithéliales voisines.[16]

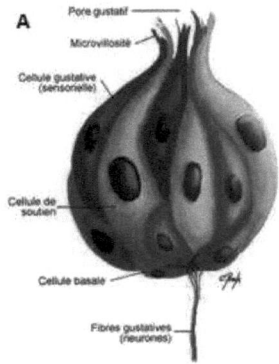 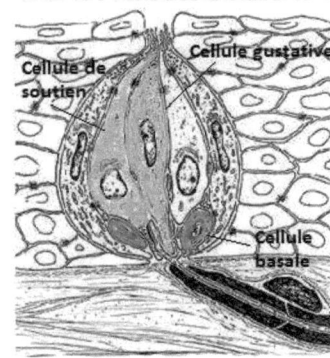

Figure 12 : Représentation en 3D (A) et représentation en coupe transversale (B) des différentes cellules au sein d'un bourgeon du goût, les cellules de soutien (cellule de type I et II), les cellules gustatives ou sensorielle (cellules de type III) et les cellules basales (cellules de type IV) [18, 19]

Dans les cellules de type II, en ce qui concerne le goût amer et umami, la concentration élevée de calcium active le récepteur canal TRPM5 laisse alors entrer du calcium dans la cellule qui se dépolarise. La conjonction du calcium à haute concentration et de la dépolarisation entraîne une ouverture d'hémi-canaux connexine ou pannexine (Panx1) qui laisse sortir de l'Adénosine Tri-Phosphate (ATP) de la cellule réceptrice. Cet ATP stimule les récepteurs P2X des neurones gustatifs ou les récepteurs P2Y de la cellule présynaptique voisine de type III. Dans tous ces différents cas de figure, la transduction finale de l'information gustative est basée sur un mécanisme commun : la dépolarisation de la cellule de type III par un courant entrant de Ca^{2+} via les canaux calciques dépendant du voltage. Les cellules gustatives, comme toutes les cellules sensorielles, sont polarisées avec une différence de potentiel trans-membranaire d'environ 50mV. Cette entrée de Ca^{2+} déstabilise alors les vésicules pré-synaptiques qui vont se déverser dans la fente synaptique.[15]

Le neurotransmetteur libéré est la sérotonine mais pour 33% des cellules, il peut s'agir de la noradrénaline Ils excitent les récepteurs post-synaptiques des fibres nerveuses gustatives qui vont émettre à leur tour des potentiels d'action dont la fréquence dépendra de l'amplitude du potentiel récepteur. Il faut compter environ 15 à 100ms entre l'application du stimulus sapide et l'apparition des potentiels d'action *(Figure 13 et 14)*.[15]

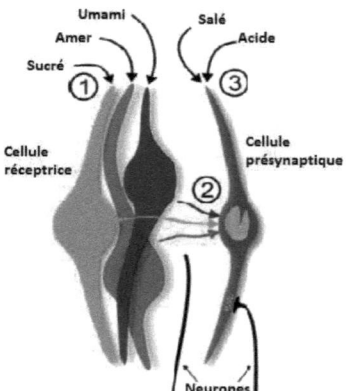

Figure 13 : Transmission de l'information gustative au sein d'un bourgeon du goût

(1) Les cellules réceptrices répondent aux stimuli sucrés, amers et umami puis
(2) Les signaux des cellules réceptrices convergent vers les cellules de type III ou présynaptiques
(3) Notons que les cellules présynaptiques peuvent répondre directement aux stimuli acides et salés [16]

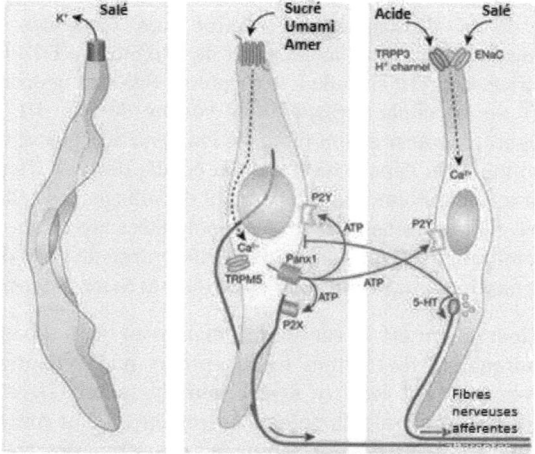

Figure 14 : Les différents récepteurs sur chaque type de cellule au sein du bourgeon du goût (la cellule gliale de soutien de type I en bleue, la cellule réceptrice de type II en orange et la cellule pré-synaptique de type III en vert [20]

$K+$ = Ion potassique, Panx1 = Pannexine, ATP = Adénosine triphosphate, P2X et P2Y = Récepteurs à l'ATP, TRPP5 et TRMP5 = Canal cationique, ENaC = Canal Sodique Epithélial, 5-HT = Sérotonine

2.2.2. Le système gustatif central

Après transmission par les cellules gustatives, un signal électrique est alors enregistrable sur le neurone sensitif primaire, c'est le potentiel d'action modulé en fréquence.

Les cellules gustatives des bourgeons du goût sont innervées par des fibres afférentes primaires issues des branches du nerf facial (VII), du nerf glossopharyngien (IX) et du nerf vague (X) *(Figure 15)*.

Les bourgeons gustatifs des papilles fungiformes se dégagent des fibres nerveuses qui cheminent initialement dans le nerf lingual (qui véhicule également les fibres sensitives somesthésiques trigéminales), puis s'en séparent pour rejoindre la corde du tympan et le facial accessoire (VII bis) au niveau de l'oreille moyenne.

Le nerf glosso-pharyngien (IX) véhicule les informations gustatives issues des papilles foliées et caliciformes.

Dans le palais, les papilles sont innervées par le nerf grand pétreux superficiel, branche du nerf facial. Quant aux bourgeons du goût de l'épiglotte et de l'œsophage, ils sont innervés par la branche laryngée supérieure du nerf vague (Figure 15).[9]

Ces diverses branches nerveuses transportent les informations gustatives provenant respectivement de la langue, du palais, de l'épiglotte et de l'œsophage. Ces fibres nerveuses primaires, dont les corps cellulaires se situent dans les ganglions de ces trois nerfs crâniens (VII, IX et X), se terminent sur les régions rostrales et latérales du noyau du faisceau solitaire, qualifié également de « noyau gustatif du complexe du faisceau solitaire », où s'effectue la première synapse avec les neurones gustatifs de second ordre.

Les projections ascendantes bifurquent alors soit vers la région du thalamus (plus précisément du noyau ventro-postéro-médian*)* puis après relais synaptique, vers le cortex somesthésique, soit vers l'hypothalamus latéral, le noyau central de l'amygdale, la strie terminale et le cortex frontal sous-orbitaire. Ces projections influencent probablement l'appétit, la satiété et d'autres réponses homéostatiques associées à la prise de nourriture (rappelons que l'hypothalamus est le principal centre régissant l'homéostasie) *(Figure 15)*.[9]

(A)

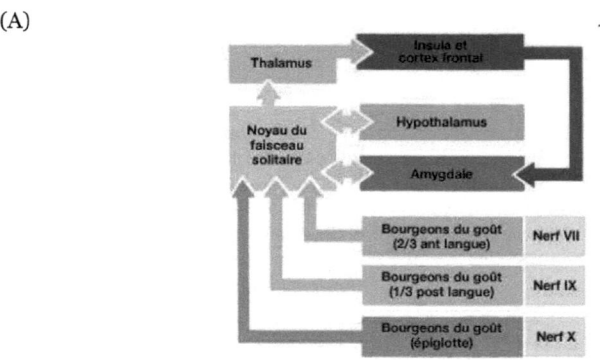

(B)

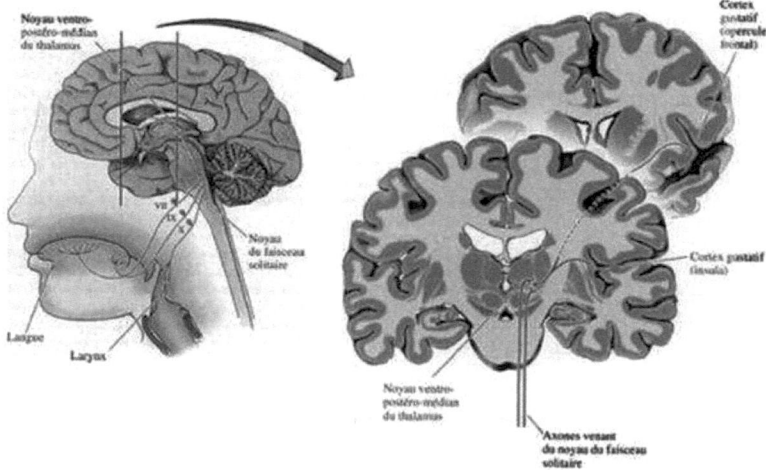

Figure 15 : Organisation du système gustatif de l'homme.[9]
1. Schéma des principales voies de traitement des informations gustatives.
2. A gauche, le dessin montre les connexions entre les récepteurs de la cavité buccale et de la partie supérieure du tractus digestif avec le noyau du faisceau solitaire. A droite, la coupe frontale montre le noyau ventro-postéro-médian (VPM) du thalamus et ses connexions avec les aires gustatives du cortex cérébral

Des études récentes montrent qu'il existe des zones de projections spécifiques pour chaque substance sapide dans le cortex gustatif primaire. Il existerait donc une carte gustative corticale avec des aires de représentation des cinq saveurs fondamentales.

2.2.3. Le codage gustatif

Le terme de codage gustatif renvoie à la façon dont les informations concernant les substances sapides sont transportées par les potentiels d'action jusqu'au cerveau (nature, concentration ou encore le caractère hédonique des molécules en jeu.

2.2.3.1. Le codage quantitatif

Les enregistrements nerveux sur fibre nerveuse unique réalisés au niveau de la corde du tympan d'un rat montrent que plus la concentration du stimulus augmente plus on constate une hausse de l'activité nerveuse. Il existe une proportionnalité entre la molarité du stimulus et la fréquence des potentiels d'action émis par la fibre. L'élévation de la concentration du stimulus conduit à une densité plus importante du trafic nerveux qui se manifeste par un nombre plus important de fibres excitées. (Figure 16).[16]

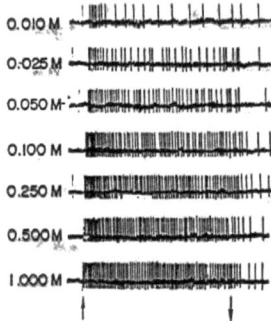

Figure 16 : Enregistrements nerveux sur fibre nerveuse unique de la corde du tympan chez le rat. Les flèches localisées dans la partie basse indiquent le moment où le stimulus (NaCl) a été réalisé. Diverses concentrations molaires en NaCl ont été déversées sur la langue pendant 20 secondes, s'en suit un rinçage de la langue avec de l'eau distillée. On s'aperçoit que plus la concentration en NaCl augmente plus la réponse de la fibre nerveuse s'amplifie (augmentation de la fréquence des potentiels d'action) [16]

2.2.3.2. Le codage qualitatif

Les expériences menées depuis une dizaine d'années remettent en cause les modèles d'activation et de transduction des informations. Ils ne seraient pas englobés sous le terme de modèles dits « non spécifiques » puisque chaque cellule préréceptrice présente des classes de récepteurs spécifiques et exprimerait le goût selon un mécanisme qui leur est propre : Une cellule, un goût *(Figure 17)*.

Les neurones du système gustatif peuvent avoir une sensibilité préférentielle pour un stimulus sapide donné qui les incite à répondre avec un changement maximal de leur activité neuronale. Ce fondement aurait une explication rationnelle : la spécificité des cellules réceptrices et l'emprunt de canaux séparés pour transmettre l'information de la périphérie au cerveau.

Chaque cellule va ainsi émettre une réponse qui lui est propre correspondant à des stimuli distincts, il s'agit d'un codage par lignes dédiées. Le fait que les récepteurs du sucré, ceux des acides aminés et ceux de l'amer soient exprimés dans des cellules gustatives différentes n'est pas un hasard et est conforme à un codage par lignes dédiées.[16]

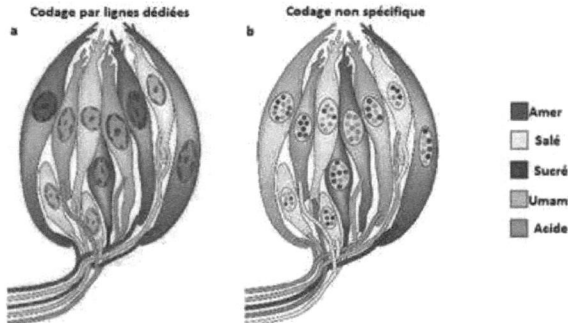

Figure 17 : « Une cellule, un goût ». Différences observées entre un modèle par lignes dédiées (a) et le modèle non spécifique (b). Contrairement au modèle non spécifique où on pensait que les cellules gustatives étaient en mesure de répondre à toutes sortes de goût, dans le modèle par lignes dédiées chaque cellule est faite pour répondre à un stimulus sapide donné. Les cellules répondant au même goût vont alors se rejoindre dans la partie basale du bourgeon, où pénètrent les fibres nerveuses et ainsi transporter ce goût jusqu'au cerveau.

Les résultats d'expériences de génétique moléculaire sur la souris vont conforter ce codage par lignes dédiées.

Les premières données en ce sens ont été obtenues chez des souris chez qui les gènes codant les récepteurs hétéromériques du sucré (T1R2) ou des acides aminés (T1R3) avaient été inactivés. Selon le gène désactivé, ces souris ne répondaient plus du tout aux acides aminés ou aux substances sucrées. A l'enregistrement électrophysiologique des branches des nerfs VII, IX et X aucun potentiel d'action n'a pu être détecté suite à l'application de stimuli sucrés ou de la catégorie des acides aminés. Cette constatation appuie la conclusion selon laquelle la modification génétique opérée ne produit aucune réponse comportementale chez la souris. Malgré l'utilisation d'une large gamme de concentrations, ces déficits de perception et de transduction persistent. Cette remarque indique une spécificité très rigide de chaque type de récepteur puisque des concentrations élevées de sucres ou d'acides aminés ne parviennent pas à évoquer une réponse des autres récepteurs.

Ces résultats suggèrent que la perception et la transduction du sucré et des acides aminés relèvent d'un codage par lignes dédiées et ce depuis la périphérie. Les saveurs amères ont été plus difficiles à analyser étant donné le grand nombre de récepteurs T2R de l'amer.

Certains scientifiques ont tiré parti du fait que les récepteurs au sucré, aux acides aminés et à l'amer partagent une même voie de signalisation intracellulaire. Si les gènes du canal TRPM ou de la PLCβ2 sont inactivés, les réponses physiologiques et comportementales aux trois saveurs précitées sont abolies, tandis que sont maintenues celles au salé et à l'acide. Pour déterminer si les cellules gustatives exprimant les récepteurs T2R peuvent également reconnaître et transmettre un stimulus amer, la PLCβ2 à été ré-exprimée uniquement dans ces cellules chez des souris mutantes pour le gène PLCβ2. Chez ces souris, seules les cellules gustatives qui normalement expriment les récepteurs T2R sont capables d'opérer la transduction des signaux.[16]

Le fait d'avoir réactivé le gène codant pour la PLCβ2 n'a pas permis de relever le moindre goût sucré ni la moindre activité électrophysiologique des nerfs périphériques ce qui prouve l'existence de lignes dédiées en fonction des protéines réceptrices et des sous-groupes de cellules gustatives qui les expriment *(Figure 18)*.

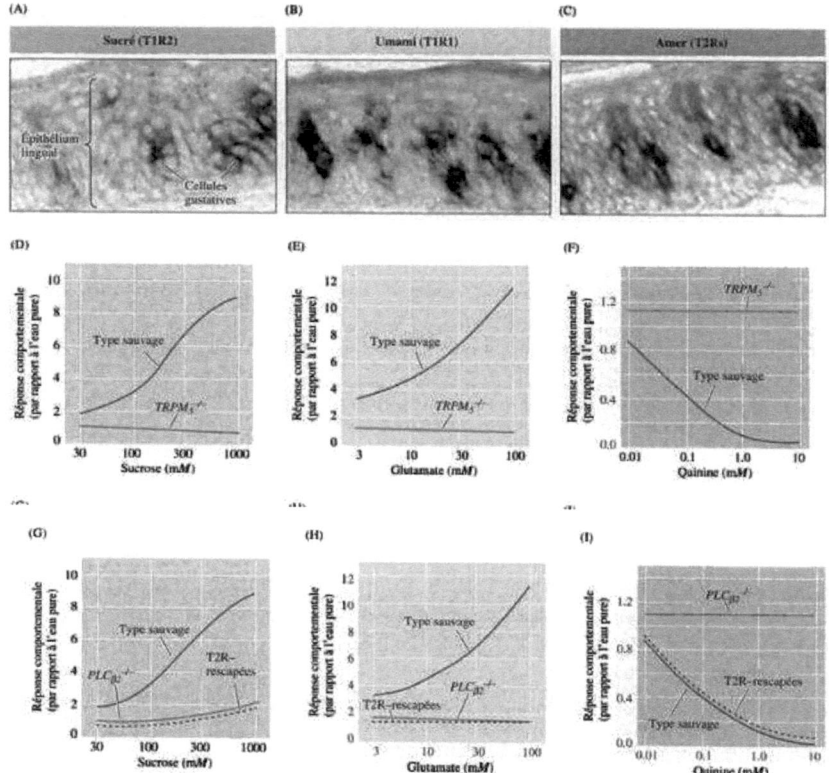

Figure 18 : Expérience en faveur du codage par lignes dédiées.

(A-C) Les récepteurs du sucré (A) des aminoacides (B) et de l'amer (C) sont exprimés dans des catégories différentes de cellules gustatives.
(D-E). Le gène codant pour le canal TRPM5 peut être inactivé chez les souris et devient TRPM5$^{-/-}$. Les réponses comportementales des souris ont été observées par une épreuve de préférence gustative. Deux tubes sont mis à leur disposition : l'un délivre de l'eau pure et l'autre de l'eau additionnée d'une substance sapide. La fréquence avec laquelle elles lèchent l'extrémité de chaque tube indiquera leurs préférences.
Les souris contrôles lèchent plus fréquemment le tube qui distribue les saveurs sucrées (sucrose ; D) ou umami (glutamate ; E) par rapport à l'eau pure. Cette fréquence de léchage s'intensifie d'autant plus que leur concentration est élevée (courbes bleues). Les souris contrôles ne montrent pas d'attirance particulière pour la saveur amère (quinine ; F) puisqu'elles préfèrent l'eau pure. Cette réponse comportementale s'accentue avec la concentration croissante de quinine (courbe bleue). Les souris TRPM5$^{-/-}$ ne montrent aucune préférence et ce à toutes les concentrations (courbes rouges).

Lorsqu'on inactive le gène PLCβ2, les réponses comportementales au sucrose (G), au glutamate (H) et à la quinine (I) disparaissent (courbes rouges) par rapport aux souris sauvages (courbes bleues). Si l'on ré-exprime le gène PLCβ2, uniquement dans les cellules gustatives exprimant T2R, les souris dites « rescapées » retrouvent la même sensation à l'amer que chez les souris contrôles ou « type sauvage » (courbe en pointillé vert I). En revanche, elles ne montrent toujours pas d'intérêt pour le sucrose ou le glutamate (courbes en pointillés verts en G et H) [21]

2.2.4. Variations interindividuelles

La sensibilité gustative varie selon les individus. Par exemple, en ce qui concerne le goût amer, les êtres humains peuvent être divisés en deux groupes avec des seuils différents pour les composés amers comme le Phénylthiocarbamide (PTC)ou plus largement les molécules amers contenant le groupement thiocyanate (SCN). Un seul gène autosomique est à l'origine de la différence entre ces deux groupes. Il s'agit d'un allèle dominant chez les personnes qui en perçoivent le goût et d'un allèle récessif chez ceux qui ne le perçoivent pas. Etrangement, les personnes ayant une sensibilité extrême à la PTC et analogues possèdent davantage de bourgeons du goût que la normale et ont plus ou moins tendance à éviter certains aliments tels que le thé vert ou les brocolis qui renferment des composés amers. Chez un individu donné, le facteur génétique en ce qui concerne les récepteurs gustatifs exerce une influence sur le régime alimentaire et même la santé.

Les variations interindividuelles ont par exemple été étudiées pour les récepteurs du glutamate.[15] Il a été étudié à l'échelle individuelle, la relation entre le phénotype des sujets, c'est-à-dire ici leur sensibilité pour le L-Glutamate, et leur génotype, faisant référence à leurs gènes codant pour les récepteurs au glutamate. Ce stimulus a été choisi comme modèle, en partie du fait de la très grande différence interindividuelle des sensibilités pour cette molécule (facteur 500 en concentration au seuil de détection) et parce qu'il existe des sujets agueusiques spécifiquement pour cette molécule. D'autre part, le modèle du glutamate est intéressant du fait que l'on peut évoquer l'existence d'une coopération entre les récepteurs au glutamate du système nerveux central.

Sur une population de 3000 sujets, 142 personnes indépendantes ont été sélectionnées afin de faire partie de l'étude suivante. Parmi ces 142 personnes, beaucoup d'entre elles étaient sujettes à une hypoagueusie voire une agueusie au glutamate. Leur sensibilité pour cette molécule a été répétitivement quantifiée chez ces sujets ainsi que chez des membres de leur famille. Les papilles fongiformes prélevées sur 20 sujets ont montré la présence d'ARNm codant pour les récepteurs à l'umami de type T1R1-T1R3. Le déficit gustatif pour le glutamate qu'éprouvent ces individus ne serait donc pas le fruit d'un déficit en récepteur T1R1-T1R3. Des polymorphismes ou variants génétiques de récepteurs ont été retrouvés, on remarque alors un changement de l'acide aminé dans la protéine synthétisée. L'analyse statistique a montré qu'au sein de trois gènes qui codent pour les récepteurs T1R1, T1R3 et mGluR1, neuf variants sont significativement plus fréquents chez des sujets agueusiques ou hypogueusiques que chez des sujets sensibles. Cette constatation démontre un lien significatif entre le déficit spécifique pour le glutamate et ces variants génétiques pour les récepteurs T1R1, T1R3 et mGluR1. Chez l'homme, trois gènes au moins sont impliqués dans le manque ou l'absence de sensibilité au glutamate, ce qui prouve l'importance et la réalité du codage d'une molécule unique par un ensemble de récepteurs.[15]

D'autre part il a été montré qu'il existe également des variations de perception de la saveur salée notamment en fonction de l'âge des sujets étudiés. En effet, des travaux ontogénétiques apportent des données supplémentaires quant à l'existence d'un récepteur distinct du NaCl. Jusqu'à quatre mois les nourrissons peuvent distinguer l'eau du sucrose (et du lactose), l'eau de l'acide ou des substances amères, mais ils ne peuvent distinguer l'eau d'une solution de NaCl à 0,2 mM. Il existe alors deux possibilités : soit les nourrissons n'expriment pas encore les systèmes de détection du NaCl, soit, s'ils les expriment, ils ne sont pas encore fonctionnels. Entre quatre et six mois par contre, les nourrissons peuvent faire la différence entre le NaCl et l'eau. Plus tard, vers l'âge de quatre ans, les enfants savent parfaitement reconnaître le goût salé du NaCl.

Il est donc indéniable que la perception gustative d'un individu donné résulte d'une multitude de particularités et spécificités de son système gustatif. Ces particularités peuvent expliquer pourquoi un individu s'orientera plutôt vers tel ou tel aliment. Elles sont donc à la base des variations interindividuelles des comportements de prises alimentaires, elles conditionnent et définissent les préférences ou les dégoûts de chacun.[22]

DEUXIEME PARTIE

LE GLUTAMATE NEUROMEDIATEUR

1. Le système glutamatergique

1.1. Synthèse du glutamate

Les synapses peuvent être excitatrices, inhibitrices et/ou modulatrices. Le glutamate est l'un des principaux neurotransmetteurs excitateur du cerveau, il est également le précurseur du neuromédiateur inhibiteur majeur, le GABA, dans les neurones GABAergiques. La transmission modulatrice repose sur des neuromodulateurs tels que la dopamine ou la sérotonine. L'homéostasie du système nerveux central dépend du fonctionnement harmonieux de ces différentes synapses.[23]

Le glutamate est formé dans les mitochondries des neurones suivant deux voies. Il a pour précurseur principal la glutamine mais il peut aussi être synthétisé à partir l'aspartate débouchant sur l'α-cétoglutarate, métabolite du cycle de Krebs. Il est ensuite stocké dans les vésicules des neurones glutaminergiques *(Figure 19)*.

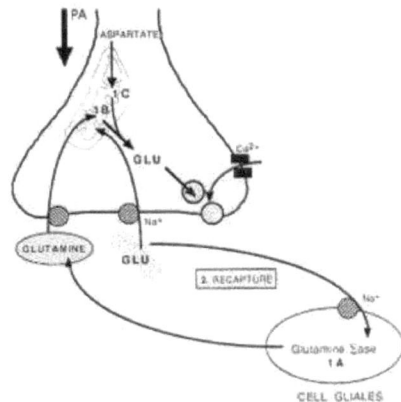

Figure 19 : Les deux voies métaboliques impliquées dans la synthèse du glutamate dans un neurone. (1A) Glutamine synthase ; (1B) Glutaminase inhibée par le glutamate ; (1C) Asparate aminotransférase [24]

La synthèse de la glutamine par la glutamine synthase dans les cellules gliales est rendue possible grâce au glutamate capté de la fente synaptique. La glutamine va ensuite servir à la synthèse du glutamate (via la glutaminase) en étant captée par les terminaisons axonales. Cette recapture au niveau neuronal et glial est réalisée par les transporteurs plasmiques des acides aminés excitateurs (EAAT). La recapture de la glutamine constitue une étape limitante de la synthèse de glutamate. Dans les neurones et cellules gliales, le glutamate est inactivé par un mécanisme de recapture. Ce système de recapture à haute affinité utilise le gradient de Na+ comme source d'énergie (deux Na+ pour une molécule de glutamate).

1.2. Synapse glutamatergique

Etymologiquement, le mot synapse est formé de l'union de deux mots d'origine grecs "syn" pour ensemble et "haptein" pour attacher. La synapse est donc une structure macromoléculaire qui relie deux neurones.[23]

La synapse glutamatergique est une synapse chimique constituée de trois compartiments : le bouton pré-synaptique, la fente synaptique et le domaine post-synaptique. Le bouton pré-synaptique renferme les vésicules synaptiques remplies de glutamate. Lors de l'arrivée d'un potentiel d'action, ces vésicules fusionnent avec la membrane plasmique et libèrent le glutamate dans la fente synaptique de 30 nm permettant ainsi l'activation des récepteurs post-synaptique du glutamate.

Les transporteurs qui servent à accumuler le glutamate dans les vésicules portent le nom de transporteurs vésiculaires du glutamate (VGLUT), à ne pas confondre avec les transporteurs d'acides aminés excitateurs (EAAT) qui permettent de maintenir le glutamate extracellulaire à des concentrations nanomolaires et ainsi éviter le phénomène de neurotoxicité *(Figure 20)*.

Il s'agit alors dans un premier temps d'une transduction d'un signal électrique en un signal chimique par la libération du glutamate, puis d'une transduction du signal chimique en signal électrique par activation des récepteurs post-synaptiques.[24]

1.3. Plasticité synaptique

La transmission synaptique n'est pas un phénomène linéaire, la réponse engendrée par la fixation du neuromédiateur sur ses récepteurs dépend de nombreux facteurs. Le terme de plasticité synaptique indique la capacité d'une synapse à adapter son activité en fonction des stimuli qu'elle reçoit et de l'environnement synaptique. Au niveau pré-synaptique, cette plasticité peut avoir comme répercussion une modification de la quantité de neurotransmetteurs libérée ou de sa demi-vie au sein de la fente synaptique. Les récepteurs des neurotransmetteurs post-synaptiques, leur nombre ou couplage sont la principale cible des modifications que l'on retrouve au niveau post-synaptique *(Figure 20)*. Toutes ces variantes déterminent l'efficacité de la réponse synaptique. En ce qui concerne la synapse glutamatergique, la plasticité possède deux principales caractéristiques, la direction des modulations (potentialisation ou dépression), sa durabilité (court terme ou long terme).

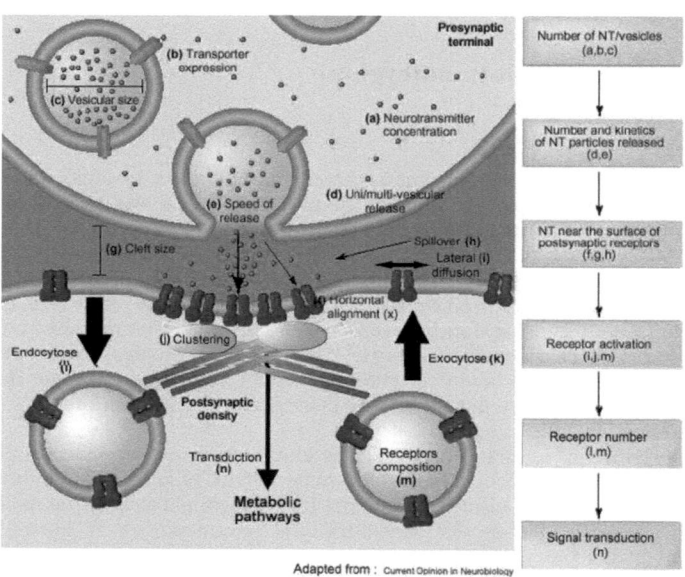

Figure 20 : Les différents paramètres agissants sur l'efficacité de la transmission synaptique. (a) : concentration en neurotransmetteur, (b) : les transporteurs vésiculaires, (c) : taille des vésicules, (d) : nombre de sites de libération, (e) : vitesse de fusion des vésicules, (f) : alignement entre la zone active et les récepteurs, (g) : taille de la fente synaptique, (h) : diffusion du neurotransmetteur dans la fente synaptique, (i) : diffusion des récepteurs dans la membrane plasmique,(j)j : ancrage des récepteurs, (k et l) : nombre de récepteurs dans la membrane plasmique, (m) : propriétés des récepteurs, (n) : réponse métabolique [25]

1.4. Les récepteurs du glutamate (GluR)

Deux grandes classes de récepteurs post-synaptiques sont activées par le glutamate :
- Les récepteurs métabotropiques du glutamate (mGluR) couplés à des protéines G
- Les récepteurs-canaux du glutamate ou récepteurs ionotropiques du glutamate (iGluR), contenant un canal ionique perméable aux cations (Na^+ et K^+, mais aussi, dans certains cas, Ca^{2+}).[26]

1.4.1. Les récepteurs métabotropiques du glutamate (mGluR)

Les récepteurs métabotropiques du glutamate (mGluRs) appartiennent à la famille des RCPG, classiquement constitués de sept domaines transmembranaires. Il existe trois groupes de mGluR qui différent selon leur pharmacologie et la voie de signalisation qu'ils empruntent.
Le groupe I comprend les récepteurs mGluR1 et mGluR5, couplés positivement à la phospholipase C via la protéine G de type Gq.
Le groupe II compte deux récepteurs : les mGluR2 et mGluR3. Quant aux récepteurs du groupe III, ils sont au nombre de quatre : les mGluR4, mGluR6, mGluR7 et mGluR8. Ces mGluRs du groupe II et III sont couplés négativement à l'adénylate cyclase via la protéine Gi/o. Les récepteurs métabotropiques possèdent un domaine C terminal intracellulaire plus ou moins long et présentent la caractéristique structurale de fixer le ligand dans un large domaine N terminal extracellulaire. Comme de nombreux RCPG, les mGluRs forment des homodimères *(Figure 21)*.[27, 28]

Les mGluRs régulent et participent à la transmission synaptique par l'intermédiaire d'effecteurs comme la phospholipase C dans le cas du couplage avec la protéine Gq, ou encore avec l'adénylate cyclase s'il s'agit d'un couplage avec la protéine Gi/o. Les mGluRs des groupes II and III influent sur la libération du glutamate en agissant comme auto-récepteurs pré-synaptique alors que les mGluRs du groupe I sont principalement post-synaptiques.[29, 30] Les récepteurs métabotropiques de type I provoquent la mobilisation du Ca^{2+} stocké dans le réticulum, participant à l'augmentation du Ca^{2+} cytosolique.

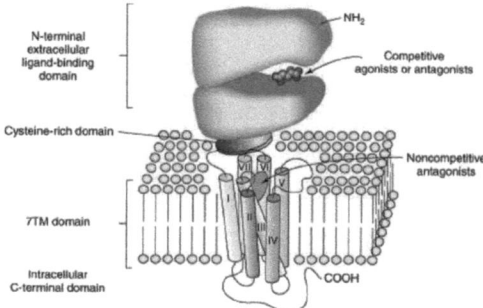

Figure 21 : Représentation schématique d'un récepteur métabotropique du glutamate. Le domaine N-terminal extracellulaire fixe le ligand, il est suivi par les domaine transmembranaires puis par l'extremité C-terminale [25]

Les mGluR ne répondent qu'à des expositions prolongées au glutamate, par exemple lors de libérations répétées de glutamate dues à des trains de potentiels d'action. Dans ce cas, l'activation des mGluR est responsable de modulations lentes des réponses synaptiques.

1.4.2. Les récepteurs canaux ou ionotropiques du glutamate (iGluR)

On distingue trois types d'iGluR classés selon leurs caractéristiques pharmacologiques : les récepteurs α-amino-3-hydroxy-5-methyl-4-isoxazole propionic acid (AMPA), N-methyl-D-aspartate (NMDA) et kainate. Les récepteurs AMPA et NMDA semblent constituer les principaux récepteurs post-synaptiques alors que les récepteurs kainate seraient plutôt localisés au niveau pré-synaptique et moduleraient la transmission synaptique de façon similaire à celle des mGluR.

Malgré une telle diversité, les iGluR partagent une structure commune, ce sont tout d'abord des récepteurs canaux transmembranaires perméables aux cations, Na^+ majoritairement, au K^+ et pour certains au Ca^{2+}.

1.4.2.1. Composition moléculaire et architecturale des iGluR

Chaque iGluR est un tétramère et les quatre sous-unités qui le composent sont arrangées autour d'un unique pore central, le canal ionique. Ces récepteurs présentent l'enchaînement suivant : l'extrémité carboxy-terminale intracellulaire (CTD) est suivie par le domaine transmembranaire (TMD) qui forme le canal ionique.

La région extracellulaire est formée par le domaine de liaison de l'agoniste (ABD) constitué de deux larges domaines bilobés recevant les agonistes. Ce domaine ABD est directement relié au domaine TMD et est communément divisée en deux sous-domaines de liaison du glutamate S2 et S1. L'extrémité amino-terminale (NTD) termine la composition de cet enchaînement.[26]

1.4.2.2. Modèle d'activation des iGluR et dimérisation des sous unités

Bien que les iGluR soient des tétramères, ils fonctionneraient plutôt en dimères de dimères. Selon ce modèle, la dimérisation de deux sous unités adjacentes se produit par apposition dos à dos des lobes supérieurs des domaines ABD. La fixation des agonistes dans la crevasse interlobe de chaque partie ABD provoque le rapprochement des lobes inférieurs et supérieurs et donc l'ouverture du canal ionique (Figure 22). Le flux ionique pénétrant à travers la membrane plasmique du neurone postsynaptique provoque sa dépolarisation et peut ainsi permettre la génération de potentiels d'action. Par analogie, les antagonistes compétitifs des iGluR se lient au même site que le glutamate mais ils empêchent le rapprochement des deux lobes constituant la partie ABD : le canal ionique reste ainsi fermé.[26]

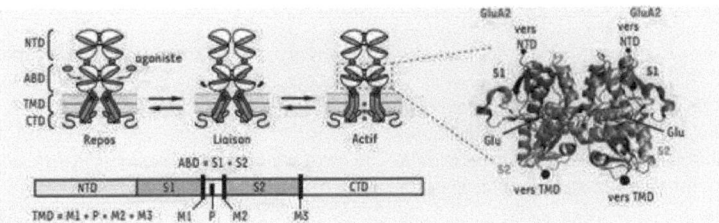

Figure 22. L'activation des récepteurs-canaux du glutamate. Nous pouvons observer à gauche l'organisation en dimère de deux sous unités de iGluR ainsi que son mécanisme d'activation conduisant à l'ouverture du canal. Le domaine ABD est séparé en deux segments S1 et S2 correspondant à ses deux lobes constitutifs, S2 étant directement relié à la partie transmembranaire. A droite, structure cristallographique du dimère d'ABD en présence de glutamate (Glu) [26]

(NTD : domaine amino-terminal ; ABD : domaine de liaison de l'agoniste ; TMD : domaine transmembranaire ; CTD : domaine carboxy-terminal

1.4.2.3. Les récepteurs de type AMPA et NMDA

1.4.2.3.1. Les récepteurs de type AMPA

Les récepteurs de type AMPA sont impliqués dans la transmission synaptique rapide. L'entrée de sodium qu'ils autorisent dans la cellule amène à la dépolarisation locale du dendrite et si cette dépolarisation est suffisante et atteint le seuil de déclenchement du potentiel d'action, la propagation de l'influx nerveux dans le neurone suivant peut s'effectuer *(Figure 23)*.[31, 32]

On dénombre quatre sous-unités pour les récepteurs AMPA : la sous unité GluR1, GluR2, GluR3 et GluR4. Les récepteurs AMPA sont majoritairement composés de la combinaison de la sous-unité GluR2 avec une sous-unité GluR1 ou GluR3 *(Figure 24)*.

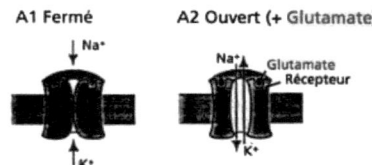

Figure 23 : Représentation schématique de l'ouverture des récepteurs iGluR de type AMPA

(A1) En l'absence d'agoniste le canal est fermé
(A2) La liaison au glutamate ouvre le canal et provoque une entrée de Na+ qui dépolarise la cellule et une sortie de K+. Si cette dépolarisation est suffisante, elle génère un potentiel post-synaptique excitateur (PPSE) [32]

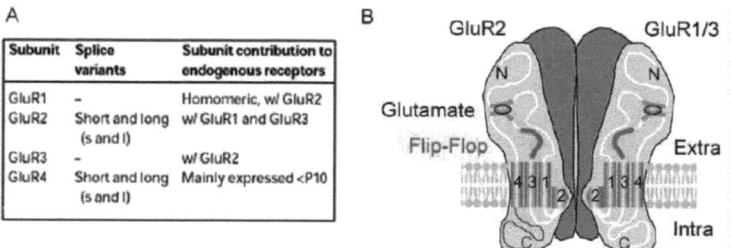

Figure 24 : (A) Tableau récapitulant les sous-unités des récepteurs de type AMPA dont l'association la plus fréquemment rencontrée est celle de GluR2 avec GluR1 ou GluR3. (B) Schéma d'un récepteur de type AMPA [25]

1.4.2.3.2. <u>*Les récepteurs de type NMDA*</u>

Les récepteurs NMDA sont des hétéromères composés obligatoirement de deux sous-unités : la sous unité GluNR1, liant la glycine (ou la D-serine) et la sous unité GluNR2 ou GluNR3, site de liaison du glutamate *(Figure 25)*. En effet, pour être activés, les récepteurs NMDA possèdent la caractéristique unique de devoir lier non seulement le glutamate mais aussi un coagoniste, la glycine (ou la D-serine). Il s'agit d'un récepteur couplé à un canal ionique, laissant massivement entrer du Ca^{2+} et du Na^+ de façon privilégiée dans la cellule.

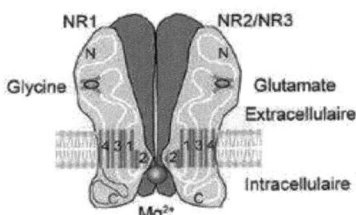

Figure 25 : Schéma d'un récepteur de type NMDA composé d'une sous-unité GluNR1 (site de fixation de la glycine)et d'une sous-unité NR2 ou NR3 (liant le glutamate). Le blocage par l'ion Mg 2+ se fait sur la face interne du récepteur [25]

Les récepteurs NMDA n'entrent en jeu que si l'activité du neurone présynaptique est élevée autrement dit qu'en présence d'une forte libération de glutamate *(Figure 26)*. Ceci évite la suractivation des récepteurs NMDA qui provoquerait une neurotoxicité élevée due à une entrée continue de Ca^{2+}.
La cinétique d'activation des récepteurs NMDA est plus lente que celle des récepteurs AMPA.[33, 34]

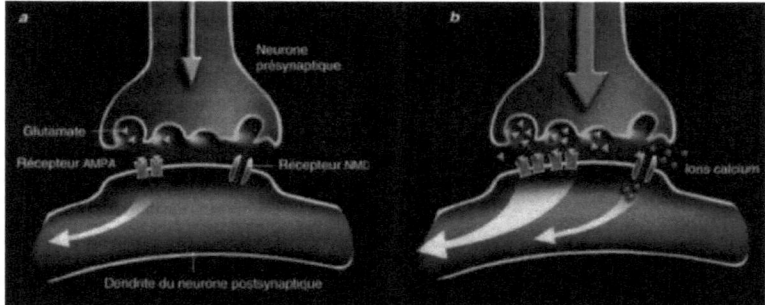

Figure 26 : Illustration de l'activation des récepteurs AMPA et NMDA suite à une libération plus ou moins importante de glutamate.
Lorsque le signal présynatique est de faible intensité (a), le glutamate (en jaune) libéré en faible quantité dans la fente synaptique et se fixe sur les récepteurs AMPA post-synaptique. Lorsque ce signal devient intense (b), le glutamate est libéré en grande quantité et se fixe non seulement sur les récepteurs AMPA mais aussi sur les récepteurs NMDA. Cette activation entraîne l'entrée des ions calcium dans le neurone post-synaptique. La synapse est renforcée [35]

Au potentiel de repos du neurone (-80 mV), la seule liaison du glutamate sur le récepteur NMDA n'est pas suffisante pour permettre l'entrée d'ions par le canal. Le canal calcique est en effet bloqué par des ions magnésium (Mg^{2+}) qui, même si du glutamate s'y fixe, inhibent l'entrée de calcium dans le neurone. Pour que ces ions Mg^{2+} se retirent du canal, il est nécessaire que le potentiel membranaire du dendrite soit dépolarisé (aux alentours de -40 mV). L'ion Mg^{2+} va alors quitter les récepteurs NMDA et permettre l'entrée considérable de calcium dans la cellule (Figure 27).[36] Dans ces conditions, les récepteurs NMDA participent à l'intégration du signal excitateur. Une dissociation lente du glutamate est ensuite nécessaire.

Le récepteur NMDA représente ainsi un détecteur de coïncidence entre une libération synaptique importante de glutamate et une dépolarisation de la membrane du neurone. [36, 37]

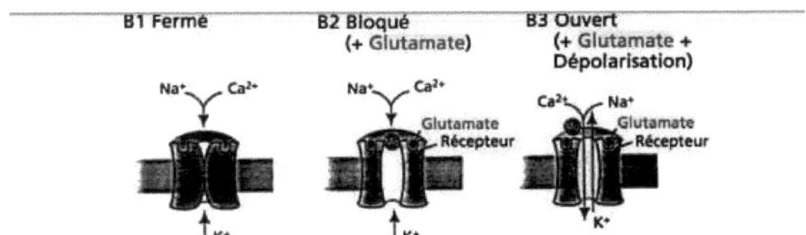

Figure 27 : Représentation schématique de l'ouverture des récepteurs iGluR de type NMDA

(B1) : En l'absence d'agoniste, le canal est fermé
(B2) : La présence de l'agoniste provoque l'ouverture du canal mais aucun flux ionique ne se crée car l'ion Mg2+ bloque le pore du canal
(B3) : Lorsque la dépolarisation atteint le niveau requis, l'ion Mg2+ se retire du canal et ouvre le canal provoquant l'entrée des ions Ca2+ [32]

1.4.2.3.3. _Propriétés cinétiques des récepteurs AMPA et NMDA_

De manière générale, les iGluR sont responsables de la transmission synaptique excitatrice rapide. Leurs cinétiques d'activation assez élevées permettent de répondre à une libération même brève de glutamate. Lors d'une fusion vésiculaire unique 5 000 molécules de glutamate sont libérées dans la synapse et ceci aboutit en à peine une microseconde, a un pic de concentration d'environ 1 mM. Cette concentration est atteinte de façon passagère, puisque le glutamate diffuse hors de la fente synaptique avec un temps caractéristique de 1 ms.

Si les iGluR réagissent tous à des libérations brèves de glutamate, ils se distinguent néanmoins par leur profil cinétique. Au sein d'un courant post-synaptique rapide, on décèle une composante rapide et une composante lente, portées respectivement par les récepteurs AMPA et NMDA *(Figure 28B)*.

Les récepteurs AMPA s'activent et s'inactivent avec des temps caractéristiques inferieurs à la milliseconde *(Figure 28C)* ce qui leur permet de réagir rapidement à des trains de potentiels d'action *(Figure 28D)* qui conduisent à une libération de glutamate toutes les 10 ms. Les récepteurs NMDA sont associés à un codage plus long de l'information *(Figure 28C et D)*. Cette lenteur témoigne d'une affinité importante pour le glutamate (près de cent fois plus que celles pour les récepteurs AMPA) et implique un temps de résidence élevé du glutamate sur les récepteurs NMDA.

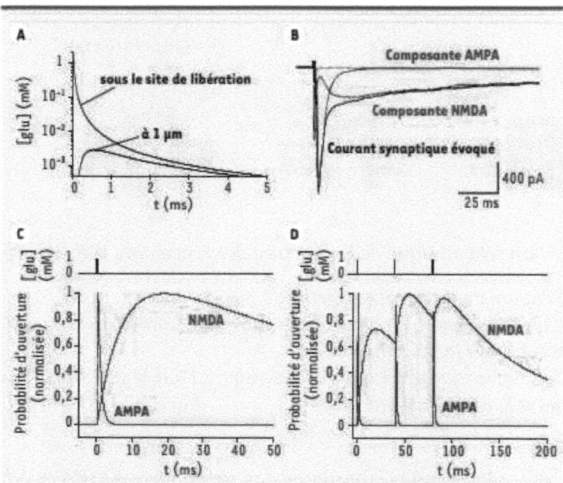

Figure 28 : Modèle de diffusion du glutamate à la synapse et propriétés cinétiques des récepteurs AMPA et NMDA.

(A) Une fois libéré dans la fente synaptique, la concentration en glutamate atteint presque instantanément les 1 mM, alors qu'à une distance de 1 μm (correspondant à la taille caractéristique d'une synapse), cette concentration est seulement de l'ordre de ~ 1 μM après 0,5 ms.
(B) La trace noire représente la moyenne des courants post-synaptiques excitateurs (EPSC) enregistrés sur un neurone hippocampal d'un rat. L'exposition du neurone à un inhibiteur sélectif des récepteurs NMDA, permet de révéler la composant AMPA (tracé bleu) et l'utilisation d'un inhibiteur sélectif des récepteurs AMPA permet de révéler la composante NMDA (tracé rouge). Le tracé gris montre la réponse obtenue après ajout des deux inhibiteurs. (Courants mesurés à - 60 mV, en absence du blocage des ions Mg^{2+} pour les récepteurs NMDA).
(C) et (D) Modèles des réponses portées par les récepteurs NMDA (tracé rouge) et AMPA (tracé bleu) (C) Illustration des réponses obtenues suite à un pulse unique de glutamate (concentration de 1 mM présente durant 0,3 ms). (D) Illustration des réponses obtenues suite a un train de potentiels d'action (trois pulses de glutamate séparés de 40 ms) [26]

1.4.2.4. Les récepteurs kaïnate

Les récepteurs kaïnate reconnaissent le glutamate, qui est leur ligand physiologique, et l'acide kaïnique synthétisé par l'algue rouge *Digenea simplex* utilisée comme vermifuge en médecine traditionnelle japonaise. Ces récepteurs sont perméables aux ions sodiques et sont constitués des sous–unités GluR5, GluR6, GluR7, KA1 et KA2 mais leur distribution est très peu documentée. Les récepteurs kaïnate peuvent moduler la libération du glutamate en agissant comme autorécepteurs pré-synaptiques, ils contribuent à la réponse post-synaptique et régulent l'excitabilité neuronale. 25, 38

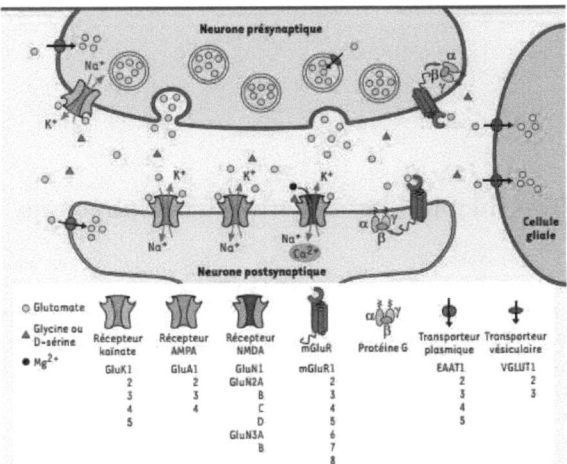

Figure 29 : Schéma récapitulatif de la synapse glutamatergique où figure les récepteurs métabotropiques et ionotropiques du glutamate, les transporteurs vésiculaires du glutamate (VGLUT) permettant l'entrée du glutamate dans les vésicules présynaptiques ainsi que les transporteurs plasmiques des acides aminés excitateurs (EAAT) 39

2. Les fonctions du glutamate dans l'organisme

2.1. Le glutamate précurseur

Le glutamate est le précurseur de nombreux métabolites aux fonctions physiologiques importantes comme le GABA (via le glutamate decarboxylase GAD) qui constitue le médiateur de la neurotransmission inhibitrice et le glutathion jouant un rôle protecteur contre le stress oxydant (radicaux libres, peroxydes, métaux notamment). Par des réactions de transaminations, le glutamate constitue également un précurseur de la synthèse d'acides aminés comme l'arginine, l'ornithine, l'alanine ou encore la proline.40

Le catabolisme des acides aminés s'opère par une étape de transamination pour former le glutamate, suivie d'une déamination qui va aboutir à la libération d'ammoniac et d'α-cétoglutarate. L'azote libéré va ensuite être éliminé par le cycle de l'urée. [41,42]

$$\text{aminoacide} + \alpha\text{-cetoacide} \xrightarrow{\text{Amino-transférase}} \text{Glutamate} \xrightarrow{\text{Glutamate deshydrogenase}} \alpha\text{-cetoglutarate} + \text{NH4+}$$

2.2. Effets du glutamate au niveau périphérique

Les GluR ont fait l'objet de nombreuses études dans le système nerveux central (SNC) mais leur présence et leur rôle dans les tissus périphériques n'ont pas été clairement définis. En effet, le système nerveux central ne détient pas tous les iGluR et mGluR puisqu'il en existe au niveau périphérique.

2.2.1. Le tractus gastro-intestinal

On retrouve des GluR dans le tractus gastro-intestinal, notamment dans l'estomac, l'intestin grêle (duodénum, jejunum et iléon), dans le côlon descendant et dans la zone hépatoportale. Le récepteur mGluR1 est notamment présent dans la partie glandulaire de l'estomac, la membrane apicale des cellules principales et pariétales de l'estomac. Les récepteurs NMDA sont également impliqués dans la motricité du système digestif.[39]

Le glutamate détient une multitude d'effets sur le tractus gastro-intestinal : il augmente les sécrétions gastriques, les sécrétions pancréatiques endocrines et exocrines, participant ainsi activement à la phase de digestion de l'organisme. Le glutamate augmente aussi le volume salivaire, facilite la mastication et accélère la vidange gastrique. Il induit la sécrétion d'un mucus protecteur dans le duodénum afin de protéger la paroi intestinale des attaques de l'acide gastrique. La prise de glutamate par voie orale active les cellules cérébrales impliquées dans l'appétit, la thermorégulation, la mémoire et la fonction intestinale via le nerf pneumogastrique. [43] Les cinétiques d'absorption sont influencées par son temps de rétention dans l'estomac et dans la matrice intestinale.

2.2.2. Le pancréas

On dispose d'une répartition assez complète des sous-groupes de GluR au niveau des tissus endocriniens comme le pancréas. Le pancréas est une glande mixte, elle est à la fois exocrine et endocrine. Le pancréas exocrine est responsable de la sécrétion d'enzymes impliquées dans la phase de digestion alors que le pancréas endocrine régule le métabolisme énergétique via la sécrétion d'hormones. Le pancréas endocrine est constitué de groupes cellulaires fortement vascularisés et innervés, les îlots de Langerhans. Ces îlots sont composés de quatre types de cellules, chacune sécrétant une hormone différente. L'insuline et le glucagon, respectivement sécrétées par les cellules β et α, contrôlent la concentration sanguine en glucose. Les cellules δ synthétisent la somatostatine qui régule la sécrétion en insuline et glucagon. Les cellules F produisent un polypeptide dont le rôle n'est pas encore connu. [44]

Les récepteurs GluR1 et GluR4 sont abondamment présents des cellules β des îlots de Langerhans du pancréas sécrétant l'insuline, alors que les récepteurs GluR2/3 sont surtout localisés dans les cellules α sécrétrices de glucagon. [45, 46] De manière générale, les cellules α et β expriment les récepteurs AMPA contrairement aux cellules δ. La sécrétion d'insuline par les cellules β est stimulée par l'élévation des concentrations en calcium et donc par le flux de glutamate. [40, 47] L'activation du récepteur métabotropique mGlu5, présent à la surface des cellules β, est une condition requise pour une sécrétion optimale d'insuline en réponse au glucose. [46]

2.2.3. Autres organes

Dans le rein, la distribution conséquente des GluR1, GluR2/3 et la présence des mGluR2/3 dans les tubules proximaux et dans l'appareil juxtaglomérulaire (impliqué dans la synthèse de la rénine) suggèrent que ces récepteurs pourraient intervenir dans le mouvement d'électrolytes et d'eau dans un but de maintien de la pression artérielle et de la volémie. [41]

On retrouve également des mGluR5 dans le foie. L'inhibition de ces récepteurs serait à l'origine d'une diminution de la mort cellulaire. Cette constatation mettrait en cause le glutamate dans le mécanisme d'apoptose des cellules.

D'autres tissus et cellules sont caractérisés par la présence de récepteurs au glutamate comme les ostéoblastes (cellules dirigées en faveur de la formation osseuse), les ostéoclastes (cellules responsables de la résorption osseuse), la peau, le cœur (le système de conduction électrique cardiaque en est rempli), le thymus, la rate, les bronches, le tractus et organes urogénitaux.[44]

De par la présence de récepteurs au glutamate au niveau périphérique, il serait plausible que cet acide aminé puisse exercer des effets physiologiques au niveau de ces tissus *(Tableau 1)*.

Organe	Type de tissue /cellule	iGluR			mGluR	Fonctions proposées
		NMDA	AMPA	Ka		
Gastrointestinal	Estomac, intestin grêle, jéjunum, iléon	+	+	?	+	Sécrétions acides, la digestion, la motilité et le péristaltisme
Pancréas	Glandes pituitaires, pinéales, adrénales	+	+	+	?	Sécrétions endocrines et exocrines
Rein	Appareil juxta-glomérulaire, tubules proximaux	+	+	?	+	Protection cellulaire
Foie	Hépatocytes primaires	?	?	?	+	Hypoxie

Tableau 1 : Distribution et fonctions des récepteurs au glutamate dans les tissus périphériques tels que le tractus gastro-intestinal, le pancréas, le rein et le foie [39]

2.3. Effets du glutamate au sein du SNC

Au sein du SNC, le glutamate est un acteur majeur de la mise en place des connexions, de la migration cellulaire et de la synaptogénèse au cours de son développement. Il participe aussi aux phénomènes de mémorisation et d'apprentissage. L'action du glutamate au niveau central est paradoxale puisque si ce neurotransmetteur est nécessaire à son bon fonctionnement, sa suractivation peut avoir un effet délétère. Une concentration élevée et chronique en glutamate a été proposée comme pouvant participer au développement de nombreuses pathologies neurodégénératives (maladie d'Alzheimer, maladie de Parkinson, maladie de Huntington), dans l'épilepsie ou encore dans les phénomènes de dépendance aux drogues. On qualifie ce phénomène d'excitotoxicité : une quantité trop importante de glutamate engendre un déséquilibre métabolique à l'origine d'une entrée considérable d'ions Ca^{2+} et Na^+ dans la cellule pouvant entraîner leur destruction.[48]

La fonction physiologique ou pathogène du glutamate est directement dépendante de sa concentration, sa durée de vie et de l'étendue de son action dans le milieu extracellulaire. Ces différents paramètres influent alors sur le nombre de récepteurs et de cellules activés, sur la durée et l'amplitude de la dépolarisation.

2.3.1. Rôle des transporteurs du glutamate

Si les concentrations en glutamate dans les cellules gliales sont excessives, le glutamate est converti en glutamine. En revanche, si les concentrations sont faibles, les cellules gliales vont devoir capter du glutamate d'origine extracellulaire grâce aux transporteurs EAAT.
Les transporteurs membranaires du glutamate détiennent un rôle clé dans la limitation du phénomène néfaste d'excitotoxicité : ils contribuent à abaisser rapidement la concentration de glutamate extracellulaire et ainsi imiter son action neurotoxique.

Au niveau pré-synaptique le glutamate ainsi recapté est stocké dans les vésicules, prêt à être réutilisé. Le glutamate recapté par les cellules gliales pourra être converti en glutamine par la glutamine synthase et contribuer à la détoxification des groupements NH_4. En effet, l'utilisation du NH_4 pour la synthèse de la glutamine permet d'éviter son excès pouvant conduire à une hyperammoniémie. La glutamine libérée par les astrocytes dans l'espace extracellulaire est recaptée par les neurones et convertie en glutamate par la glutaminase *(Figure 30)*.
Le glutamate peut également être recapté par les neurones GABAergiques, également munis de transporteurs du glutamate, et être catabolisé en GABA.

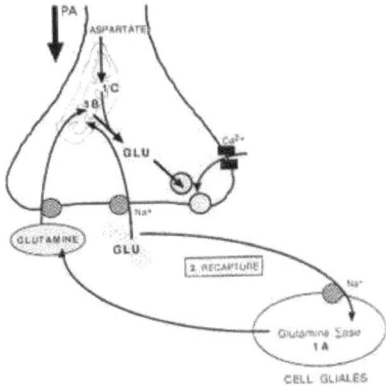

Figure 30 : Schéma représentant trois voies de recapture permettant de limiter le phénomène de destruction neuronale : recapture du glutamate du milieu extracellulaire vers le neurone présynaptique ou vers les astrocytes. La recapture de la glutamine par le neurone présynaptique est également possible [24]

En revanche, si le glutamate extracellulaire excède une concentration seuil, ces systèmes de recapture peuvent s'avérer être insuffisants, ce qui aboutit à un dommage dit excitotoxique de par l'entrée massive d'ions Ca^{2+} et Na^+ dans la cellule.[49]

2.3.2. Exemple de l'implication du glutamate dans deux pathologies

2.3.2.1. Glutamate et maladie d'Alzheimer

L'estimation de prévalence de la maladie d'Alzheimer augmente fortement avec l'âge, pour atteindre 15 % à 80 ans, cela représente 860 000 personnes en France. Le nombre de malades devrait atteindre deux millions en France en 2020.[50]

Il est dors et déjà reconnu que le glutamate possède un rôle physiopathologique dans la maladie d'Alzheimer. La maladie d'Alzheimer est une affection neurodégénérative conduisant progressivement et irréversiblement à la perte de mémoire et des fonctions cognitives. Cette maladie est caractérisée par deux types de lésions :

- Une dégénérescence neurofibrillaire causée par des protéines tau anormalement phosphorylées, ce qui conduit à l'isolement des neurones des cellules gliales puis à leur dégénérescence.

- La formation de plaques séniles formées de peptides amyloïdes insolubles entraînant une surcharge de Ca^{2+} dans le neurone puis sa dégénérescence.

On observe également un déficit du système cholinergique et une activation excessive des récepteurs du glutamate. Le glutamate s'accumule et devient toxique, si bien que la détection du signal nerveux est empêchée. Le traitement de cette pathologie neurodégénérative impliquent l'utilisation d'inhibiteurs de l'acétylcholinesterase et d'un bloqueur du canal des récepteurs NMDA, la mémantine (Ebixa®). Cette dernière molécule possède un effet neuroprotecteur puisqu'elle protège d'un influx intracellulaire élevé et prolongé de Ca^{2+}.[51]

Parallèlement à la formation de ces agrégats pathologiques, les récepteurs mGluR5 auxquels ils se fixent s'agglutinent entre eux. Ces domaines formés sont responsables d'une hausse du Ca^{2+} intracellulaire lui-même toxique pour la synapse. Ces résultats révèlent que les peptides β-amyloïdes induisent l'accumulation anormale et la stabilisation excessive d'un récepteur du glutamate. Les mGluR5 étant situés en amont dans le processus de destruction synaptique, ils pourraient constituer une meilleure cible pour le traitement de la maladie d'Alzheimer.[52]

2.3.2.2. Glutamate et épilepsie

L'épilepsie recouvre l'ensemble des maladies qui se manifestent par des crises épileptiques. Il faut dicerner la « crise d'épilepsie » de la « maladie épilepsie » définie par une répétition de crises. En France, l'épilepsie touche 500 000 personnes dont plus de la moitié sont des enfants.[53] Un individu sur dix est susceptible de déclencher une crise au cours de sa vie.

Les crises peuvent être généralisées et toucher les deux hémisphères cérébraux (30% des cas) ou partielles (60% des cas). Les crises partielles ne concernent qu'un seul hémisphère cérébral et débutent en un point bien précis du cortex cérébral. Les signes et symptômes qui en découlent dépendent de l'origine et de la propagation des décharges.

Les causes sont multiples : elles peuvent être vasculaires (accident cérébral vasculaire surtout), métaboliques (hypoglycémie, hypocalcémie, hypercalcémie, hyponatrémie, hypernatrémie, insuffisance rénale ou hépatique), toxiques (excès d'alcool majoritairement) tumorales, traumatiques (suite à un hématome ou un abcès) ou infectieuses.

Ces crises sont l'expression d'une perturbation de l'activité électrique de neurones du cortex cérébral, causée par un déséquilibre métabolique. Il se produit une exacerbation de la transmission excitatrice glutamatergique au détriment de la transmission GABAergique. Les mécanismes responsables de la dépolarisation membranaire sont :

- Une hypersensibilité associée à une augmentation quantitative et qualitative des récepteurs NMDA dans l'hippocampe et donc à une augmentation de la dépolarisation sodique et calcique

- Chute de l'hyperpolarisation membranaire dépendante du GABA, avec diminution quantitative et qualitative des récepteurs GABAergiques à la suite du phénomène de désensibilisation des récepteurs conduisant à une chute de l'hyperpolarisation provoquée par le chlore.

Les traitements actuels comportent des inhibiteurs des canaux sodiques voltage-dépendant afin de diminuer la dépolarisation et empêcher la libération vésiculaire du glutamate ou les inhibiteurs des canaux calciques pour atténuer la libération du glutamate. Les antagonistes de l'activité glutamatergique vont agir en bloquant les récepteurs postsynaptique NMDA (felbamate ou Taloxa®) ou AMPA (topiramate ou Epitomax®) et ainsi diminuer la transmission excitatrice glutamatergique. Il existe aussi des antiépileptiques qui ciblent la synapse inhibitrice en stimulant la synthèse de GABA, en diminuant sa recapture, en diminuant son catabolisme ou encore en stimulant les récepteurs postsynatiques.[54]

TROISIEME PARTIE

LE GLUTAMATE COMME ADDITIF ALIMENTAIRE

1. Caractéristiques de la molécule

Le glutamate monosodique se présente sous forme de poudre cristalline inodore de couleur blanche. Il s'agit d'un sel monosodique de l'acide glutamique. Le glutamate peut exister de deux manières : sous forme libre ou sous forme conjuguée. Seul le glutamate dit « libre » est pourvu de propriétés sapides et intervient dans la flaveur de l'aliment. Il a pour formule brute : $C_5H_8NO_4Na\cdot H_2O$.

Ses caractéristiques physico-chimiques sont les suivantes :

- Sa masse moléculaire est de 187,13 g/mol
- Il est très soluble dans l'eau
- Il est légèrement soluble dans l'éthanol
- Il est pratiquement insoluble dans l'éther
- Son point d'ébullition se situe à 225°C
- Sa densité est de 26,2 (dans une solution saturée à 20 degrés)
- Le pH d'une solution saturée est de 6,7-7,2

Le glutamate monosodique est un produit fortement polaire, il aide au relargage des molécules volatiles apolaires hors de l'aliment.[55]

Sa valeur seuil de détection est de 0,3 g/l d'eau, considérablement faible par rapport au salé (2 g/L) ou au sucre (5 g/l). La concentration optimale en sel dans une soupe est de 10 g/l, en dessous de 8 g/l le goût est considéré comme « fade » et au delà de 12 g/l il devient « trop salé ». La concentration minimale efficace pour le glutamate monosodique est de 1 g/l (soit un dixième du salé) et les concentrations usuelles employées sont comprises entre 2 et 3 g/l.[56]

2. Découverte du glutamate

Le glutamate naturel sous forme d'acide glutamique à été premièrement découvert en 1866 par Kark Ritthausen, un scientifique allemand qui l'isola par hydrolyse acide de la gliadine, composant du gluten de blé.[57]

C'est en 1908, que le professeur japonais Kikunae Ikeda *(Figure 31)* démontra que les propriétés gustatives des algues Kombu (*Laminaria japonica*) *(Figure 32)* étaient dues à leur forte teneur en glutamate de sodium. Ceci expliquerait pourquoi les asiatiques utilisaient le Kombu dans leurs préparations culinaires pour rehausser le goût des aliments. Cette découverte fut le point de départ de la fabrication de ce produit par extraction de protéines végétales, dès le début du XXème siècle.[58]
L'umami serait également vraisemblablement responsable du goût de la sauce soja.

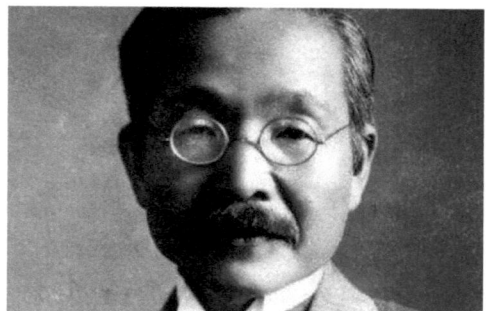

Figure 31 : Professeur Kikunae Ikeda

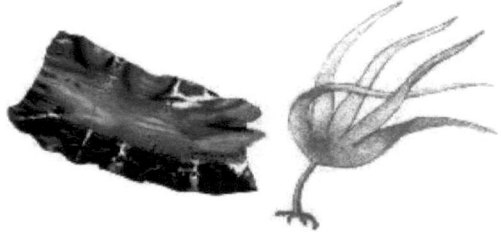

Figure 32 : Photographie et représentation de l'algue Kombu

"Je crois qu'il existe au moins un goût que l'on peut ajouter aux quatre saveurs existantes. Il s'agit de ce goût particulier que nous appelons "umami" faisant référence au goût du bouillon, de la viande ou encore du poisson. Ce goût est caractéristique d'un bouillon préparé à base d'algues séchées de Kombu. Même si ce goût reste subjectif pour certain, tout le monde s'accorde pour dire qu'il existe bien un goût autre que le salé, le sucré, l'acide et l'amer.

Un des problèmes est d'identifier la substance chimique responsable de ce goût umami. C'est en effet difficile de prouver l'existence d'une substance gustative inconnue extraite de diverses plantes et animaux. J'ai choisi comme premier matériel d'étude des algues sèches car sous cette forme, la protéine est sous forme coagulée et son extrait aqueux devrait être de composition simple. Des études précédentes montrent que cette algue est composée d'une très grande quantité de mannitol et d'une quantité spécifique de sels. Cependant, les substances gustatives présentes dans l'extrait aqueux restent à ce jour inconnues. Les résultats ont montré que le composant goûteux de l'algue était un sel d'acide organique et pouvait être extrait dans sa forme pure.

Lorsqu'on écrase les cristaux obtenus à partir des algues ils prennent l'apparence de sable et libèrent un étrange goût de bouillon avec un léger goût aigre. Le goût umami devient distinct une fois que le goût aigre a disparu. Après neutralisation des cristaux par une base alcaline on obtient un sel pourvu d'un goût umami très prononcé.

La formule de cette molécule en question est : $C_5H_9NO_4$.

Puisque ses propriétés se sont avérées être identique à l'acide glutamique, la substance se révèle être l'acide glutamique. Cette étude a ainsi révélé que le bouillon d'algue contient du glutamate, que le glutamate est responsable du goût umami et que ce goût peut être reproduit par la forme ionisée de l'acide glutamique monovalent.

L'intensité du goût que produit le glutamate est assez forte, son seuil de détection est de 1/3000, autrement dit son goût peut être perçu lorsque 1 g est dissous dans 3 L d'eau, en revanche moins d'un gramme ne peut être détecté. Les seuils de détection pour les autres goûts sont les suivants :

Sucrose 1/200
Sel (NaCl) 1/400
Glutamate de sodium 1/3000
Acide chlorhydrique 1/10000

Plus on augmente la concentration d'acide glutamique libre plus le goût umami s'intensifie par contre sans lien de proportionnalité apparent. L'intensité du goût semblerait faiblement liée aux variations de concentrations ioniques. Par exemple, le goût du NaCl apparait plus distinct en bouche par rapport à celui de l'acide glutamique libre lorsqu'ils sont mélangés à forte concentration. Au fur et à mesure que l'on ajoute de l'eau et ainsi que les concentrations diminuent, le goût umami

apporté par la forme ionique de l'acide glutamique devient de plus en plus fort. Quand le mélange est extrêmement dilué, nous pouvons tout de même percevoir le goût de l'acide glutamique même après disparition du goût du NaCl.
L'ajout d'acide type vinaigre à une solution contenant du glutamate réduit le goût de la forme ionique de l'acide glutamique, peut être à cause de leurs goûts opposés.
En ce qui concerne la relation entre le sucré et l'umami, de manière générale le goût sucré est rarement affecté par le goût umami. En revanche, une forte concentration de molécules sucrées diminue le goût imputé à la forme ionique de l'acide glutamique et rend l'umami indétectable.
Contrairement au goût umami, le goût sucré est d'autant plus important que sa concentration augmente.

Lorsqu'on s'intéresse aux valeurs nutritionnelles, il est facile de comprendre pourquoi les gens préfèrent le goût sucré et umami aux autres goûts. Il se trouve que la préférence gustative serait dirigée en faveur des aliments les plus riches et plus nutritifs. Par exemple, l'épinard, sans goût sera toujours délaissé face à un aliment sucré. Le goût umami est étroitement lié à la viande animale et pour ainsi dire une préférence pour l'umami s'est sans doute naturellement développée avec l'apport de viande animale. »

Afin de confirmer la relation entre l'acide glutamique ionisé et le goût umami, le professeur Ikeda étudia les propriétés gustatives de plusieurs sels du glutamate comme le glutamate de calcium, de potassium, d'ammonium et de magnésium. Tous les sels ont provoqué le goût umami mais le glutamate monosodique s'est révélé être le plus soluble et serait le plus approprié en termes d'assaisonnement, par contre sa production reste très coûteuse.

Professeur Ikeda a ainsi pu obtenir 30 g d'acide glutamique à partir de 40 kg d'algues Kombu.[58]

3. **Le glutamate dans l'alimentation**

Le glutamate est un des acides aminés non essentiel. Il est à la fois synthétisé par l'organisme et forme une protéine structurale par combinaison avec d'autres aminoacides et il est aussi retrouvé dans la nature puisqu'il est présent dans de nombreuses protéines animales et végétales.

3.1. Le glutamate naturel et alimentation

Le glutamate présente l'avantage de révéler et d'augmenter la saveur des aliments auxquels il est ajouté. Il développe particulièrement les flaveurs « carnées » en apportant une note « bouillon ». A l'initiative du goût umami, il ne peut être reproduit par aucun des autres goûts dits basiques.

A l'état brut, un aliment donné contient aussi bien du glutamate sous forme liée que sous forme libre. Cependant, en tant que composant des protéines, le glutamate reste sans saveur mais il peut exprimer toute sa sapidité en étant libéré par hydrolyse des protéines lors des processus de fermentation, au cours du vieillissement, mûrissement ou cuisson des produits alimentaires. Autrement dit, le glutamate sous forme liée ne présente aucune propriété gustative et n'entraîne pas le goût umami.[43]

En 1998, la quantité d'acide glutamique sous forme liée et sous forme libre ont été étudié dans divers aliments comme la viande, la volaille, les légume.[59] Une grande quantité d'acide glutamique (libre) a été retrouvée dans les algues (varech : 1608 mg/100g, algues marines séchées : 1378 mg/100g), les sauces à base de poisson (1380 mg/100g), les sauces soja (1100 mg/100g) *(Figure 33)*.

	Glutamate lié (mg/100g)	Glutamate libre (mg/100g)
Poissons		
Morue	2101	9
Saumon	2216	20 ou 36
Légumes		
Légumes secs	3700	ND
Pois	5583	200
Blé	1765	150
Epinards	289	39
Betteraves	256	30
Tomates	238	140
Carottes	218	33
Pommes de terre	280	180
Oignons	208	18
Poivre	120	32
Produits à base de lait		
Lait de vache	819	2
Lait maternel	229	22
Fromage à pâte dure	5600	ND
Fromage à pâte molle	8000	ND
Parmesan	9847	1200
Viandes-Œufs		
Œufs	1583	23
Poulet	3309	44
Canard	3636	69
Bœuf	2846 ou 3500	33
Porc	2325	23

Figure 33 : Teneur en acide glutamique naturel retrouvé dans certains aliments (exprimée en mg pour 100g d'aliment)

Le goût caractéristique de ces aliments naturels est le résultat de la combinaison de plusieurs aminoacides et de sel en quantité appropriée. Par exemple, si l'on veut reproduire le goût de la tomate il faut jouer sur la proportion de glutamate et d'aspartate. Si aucun glutamate n'est ajouté, le goût créé sera celui d'une tomate verte ou d'un citron vert. Il a été démontré que le procédé de mûrissement des légumes augmentait la proportion d'acides aminés libres et ainsi rendait le légume plus savoureux. C'est le cas par exemple de la tomate.

Le glutamate ingéré est relativement bien toléré par l'organisme puisque les concentrations en glutamate restent relativement stables en situation post-prandiale. L'organisme est à même de les métaboliser correctement et progressivement.

3.2. Le glutamate industriel

3.2.1. Définition d'un additif alimentaire

On entend par additif alimentaire « toute substance habituellement non consommée comme aliment en soi, et habituellement non utilisée comme ingrédient caractéristique dans l'alimentation, possédant ou non une valeur nutritive, et dont l'adjonction intentionnelle aux denrées alimentaires, dans un but technologique au stade de leur fabrication, transformation, préparation, traitement, conditionnement, transport ou entreposage, a pour effet qu'elle devient elle-même ou que ses dérivés deviennent un composant des denrées alimentaires » (d'après la directive 89/107/CEE de l'Union Européenne du 18 septembre 1989).[60] Il a pour objectif premier d'améliorer la qualité, la présentation (couleur, texture, goût) ou la conservation des aliments.
Tout au long de la chaîne alimentaire, les denrées alimentaires sont en effet soumises à certaines conditions environnementales (variations de température, l'oxydation et l'exposition bactérienne) pouvant influer leur composition initiale.[55]

Les additifs alimentaires présentent l'avantage majeur de maintenir les qualités et les caractéristiques propres d'un aliment, détails primordiaux pour le consommateur. Devant un étalage sans fin de produits, des gammes de plus en plus larges, de nouveaux produits, les clients exigent de plus en plus de variétés et de choix. Ils sont notamment friands des produits faciles d'emploi dotés d'une certaine sécurité et à des prix accessibles. En ce sens, l'industrie agroalimentaire a connu une explosion de l'utilisation de technologies modernes notamment avec la synthèse de certains additifs issus d'acides aminés. Parmi eux, le glutamate monosodique (MSG), sel de l'acide glutamique, est un additif alimentaire en plein essor utilisé pour ses propriétés particulières d'exhausteur de goût. De nos jours, le MSG présente l'originalité première d'être synthétisé par voie biotechnologique à partir d'un microorganisme. Il a su s'imposer sur le marché pour ses qualités gustatives mais ses effets indésirables sont toutefois au cœur des débats.

3.2.2. Historique et origine de l'utilisation des additifs alimentaires

Bien que le terme d'additif alimentaire semble faire référence à quelque chose de moderne, il en est tout autrement puisqu'ils sont utilisés depuis des siècles. Leur utilisation est apparue dès lors que l'homme a montré de l'intérêt pour les techniques de domestication de la nature à des fins alimentaires. Le pourrissement des récoltes, la dégradation de la viande, des problèmes de conservation de l'aspect des aliments ont incité l'homme à redoubler d'intelligence en termes de conservation des aliments. La pérennisation plus longue des récoltes de la moisson, la stabilisation de la viande et du poisson avec du sel et de la fumée, sont autant de techniques que les hommes ont apprivoisé au cours du temps.[61]

Les Egyptiens avaient l'usage des colorants et des arômes pour augmenter l'attrait de certains aliments. De même, les Romains se servaient du salpêtre (ou nitrate de potassium), des épices et des colorants pour la conservation et l'amélioration de l'apparence des aliments. Il était déjà commun à l'époque de voir des cuisiniers employer la levure en tant qu'agent levant, des épaississants pour les sauces et des colorants. Le développement considérable dans le secteur de l'alimentation et les avancées technologiques depuis une cinquantaine d'années ont permis la découvertes de nouvelles substances aux fonctions diverses dans les produits alimentaires. Il est aujourd'hui impossible de passer à côté de l'utilisation des additifs alimentaires dans la cuisine industrielle.[55, 61]

3.2.3. Origine de la biotechnologie alimentaire

La biotechnologie a débuté lorsque l'homme chasseur-cueilleur est devenu agriculteur. Il a alors entrepris la cueillette de plantes sauvages choisies par ses soins en vue de les replanter et les cultiver pour son usage personnel. Les animaux ont été peu à peu domestiqués et constituaient un apport régulier de viande et de lait. La biotechnologie a fait un nouveau pas en avant lorsque l'homme s'aperçu que le processus de maturation des aliments influençait parfois le goût, leur consistance ou les rendait moins périssables. C'est alors qu'on a vu apparaître l'ajout du levain à la pâte, la fermentation du jus de raisin donnant naissance au vin et que le lait versé dans des poches en panse de chameau pour donner une forme primitive de fromage. La diversité des aliments est ainsi apparue.[61]

De nombreux travaux ont fait évoluer la production alimentaire. Un des exemples déterminants pour l'avenir de l'industrie agroalimentaire fut la découverte de Louis Pasteur en ce qui concerne la fermentation : il démontra que les fermentations alimentaires sont dues à des organismes microscopiques, bactéries, simples moisissures et levures. Il est aujourd'hui commun de constater que nombreux sont les ingrédients alimentaires fabriqués par fermentation industrielle de microorganismes.[62]

3.2.4. Normes et additifs

3.2.4.1. Au niveau mondial

Seuls les additifs figurant sur les listes dressées par des experts ont le droit d'être utilisés par l'industrie alimentaire. Depuis 1956, plusieurs organisations se réunissent chaque année en vue d'établir pour chaque additif la Dose journalière Admissible (D.J.A). Durant deux années, de nombreux tests sont réalisés sur diverses espèces animales afin d'étudier l'innocuité ou la nocivité d'un additif donné.

A La dose journalière admissible, un additif peut être consommé quotidiennement sans aucun effet indésirable sur la santé.[61]

3.2.4.2. Dans l'Union Européenne et en France

Depuis le début du XXème siècle, la France a adopté le principe dit « des listes positives » (décret du 15 avril 1912). La liste positive comptabilise tous les additifs autorisés, et est basée sur le principe suivant « tout ce qui n'est pas autorisé est interdit ». Ces listes sont proposées par le Comité Economique Européen.

La liste des additifs et leurs numéros correspondants sont indiqués dans la circulaire du 6 août 1979. La lettre E suivie de trois chiffres, est le symbole adopté par l'Europe qui signe une harmonisation de la réglementation des additifs.

On en distingue plusieurs catégories :
- les colorants sous les codes E100 à E199
- les conservateurs sous les codes E200 à E299
- les antioxydants sous les codes E300 à E399
- les agents de texture sous les codes E400 à E499
- les additifs de différentes fonctions (E 500 à E 520)
- les agents de saveur ou exhausteurs de goût (E 620 à E 640)
- les antibiotiques (E 710 et E 713) nécessitant une autorisation particulière [63]

Les directives du Parlement européen et du Conseil en vigueur sont les suivantes :
- Directive 89/107/CEE du 21 décembre 1988 concernant les additifs pouvant être employés dans les denrées destinées à l'alimentation humaine
- Directive 94/35/CE du 30 juin 1994 concernant les édulcorants
- Directive 95/36/CE du 30 juin 1994 concernant les colorants

- Directive 95/2/CE du 20 février 1995 concernant les additifs alimentaires autres que les colorants et les édulcorants.
Seules la première et la dernière sont prises en compte pour le glutamate de sodium.

3.2.4.3. Normes et glutamate monosodique

Le glutamate de sodium est associé au code E621 sur les étiquettes et textes officiels. Il est régi par certaines normes relatives à sa définition, à ses spécifications ou encore à ses conditions de commercialisation à visée alimentaire. Tout d'abord, dans les denrées alimentaires et les boissons, il ne peut jouer le rôle que d'exhausteur de goût. On ne doit normalement employer que la dose strictement nécessaire à l'obtention de la saveur recherchée qui ne doit pas excéder 10g/kg seul ou en mélange. En ce qui concerne les condiments et assaisonnements, il fait l'objet du « quantum satis » c'est-à-dire qu'aucune limite maximale n'est spécifiée. [55]

Le glutamate monosodique doit aussi être exempt de toute impureté nocive et répondre aux critères suivants :

- Teneur : pas moins de 99% sur la base du produit anhydre
- Perte d'eau lors du séchage : maximum 0.5% (98°C, 5 heures)
- Mercure : maximum 1 mg/kg
- Arsenic : maximum 3 mg/kg
- Cadmium : maximum 2 mg/kg
- Chlorures : maximum 0.2%
- Métaux lourds : maximum 20 mg/kg
- Acide pyrrolidone carboxylique : maximum 0.2%
- Plomb : maximum 5 mg/kg

Enfin, les récipients et emballages doivent clairement indiquer le pourcentage en glutamate monosodique, en conformité avec la directive 79/112/CEE : « Considérant que toute réglementation relative à l'étiquetage des denrées alimentaires doit être fondée, avant tout, sur l'impératif de l'information et de la protection des consommateurs ».[64]

Voici les normes qui régissent l'utilisation et la commercialisation du glutamate monosodique, mais est-ce que ces règles sont toujours respectées ? Est-ce que le glutamate figure bien de manière claire, précise et systématique sur les étiquettes alimentaires? C'est ce que nous verrons un peu plus tard.

3.2.5. Origine de l'utilisation et de la préparation du MSG

Saburosuke Suzuki, un entrepreneur très renommé dans l'industrie chimique et pharmaceutique s'associa avec le professeur Ikeda pour produire et commercialiser un nouvel assaisonnement.[56] En 1909, le MSG fut commercialisé sous le nom de Ajinomoto ("à l'origine de la saveur") et devint une marque déposée. Professeur Ikeda avait mis au point une méthode d'extraction du MSG à partir de farine de blé : les protéines végétales étaient soumises à l'acide chlorhydrique (HCl) ce qui conduisait à la rupture des liaisons peptidiques. Le chlorhydrate d'acide glutamique était ensuite isolé et purifié pour devenir le MSG. Cette production initiale de MSG était limitée du fait de ses inconvénients techniques.

L'acide glutamique a été isolé d'innombrables sources végétales, dont les principales ont été le gluten de blé, le soja, la caséine, et le résidu du processus Steffen (également appelé le « *Steffen Waste* »). De meilleures méthodes de production n'ont vu le jour qu'à partir des années 1950. L'une d'entre elles fut la synthèse chimique, exploitée de 1962 à 1973 qui utilisait l'acétonitrile comme matériel de départ. La technique de fermentation mise en place en 1956 à peu à peu pris le pas sur la synthèse chimique. En effet, le procédé de fabrication par fermentation présente de nombreux avantages, dont une réduction des coûts de production et de l'impact sur l'environnement, ce qui a naturellement poussés les fabricants à adopter cette méthode. La fermentation est en effet le procédé le plus économique lorsqu'il existe une souche microbienne hyper productrice de l'acide aminé désiré. Les bactéries appartenant au genre *Corynebacterium* sont les microorganismes les plus souvent utilisés.[65]

3.2.6. Méthodes chronologiques de production commerciale du MSG

3.2.6.1. Du glutamate au MSG

Quelle que soit la méthode utilisée pour produire le MSG, il faut dans un premier temps synthétiser soit le chlorhydrate d'acide glutamique soit l'acide glutamique *(Figure 34)*.

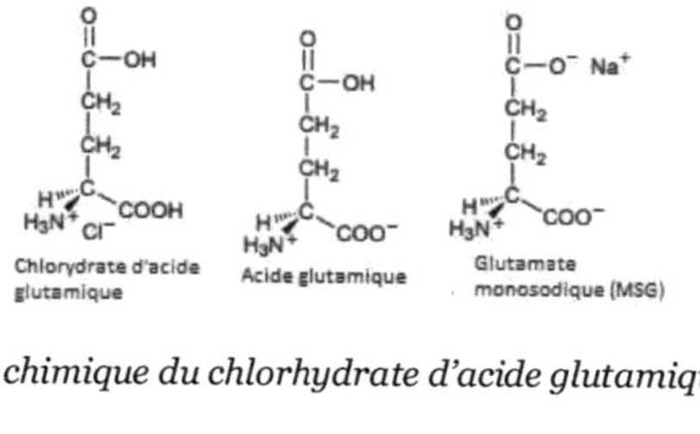

Figure 34 : Formules chimique du chlorhydrate d'acide glutamique, de l'acide glutamique et du MSG [65]

La forme brute et cristalline de l'acide glutamique est mise en suspension dans l'eau puis dissoute, neutralisée et convertie en sel monosodique par l'addition d'hydroxyde de sodium (NaOH). La solution est décolorée grâce à du charbon activé (si nécessaire) puis concentrée sous vide à 60°C avant le refroidissement par cristallisation. Les cristaux sont ensuite isolés par centrifugation puis séchés. Le MSG se présente sous la forme de cristaux purs et de couleur blanche prêts pour la mise sur le marché.

3.2.6.2. La méthode d'extraction : la première méthode de production industrielle du MSG

Cette méthode d'extraction industrielle par hydrolyse de protéines végétales a débuté en Décembre 1908 et représente le premier essai de production d'aminoacides à échelle industrielle. Elle consiste en une extraction à partir d'une matière première riche en l'acide aminé recherché. Cette production consistait en 3 étapes : l'extraction, l'isolement et la purification.[65]

3.2.6.2.1. *Extraction*

De 1908 à 1965 (où la fermentation est devenue un mode de production majeur), les hydrolysats de protéines représentaient la source majeure de production de l'acide glutamique. Parmi les différentes matières premières possibles, la plus largement utilisée était le gluten de blé, qui pouvait contenir jusqu'à 25% d'acide glutamique.

La glutamine est transformée en acide glutamique après hydrolyse protéique. La quantité totale en glutamate (glutamate + glutamine) à partir de l'hydrolyse de gluten de blé était supérieur à 30 g/100 g de protéines.

Un lavage de l'amidon permettait dans un premier temps de séparer le gluten de la farine de blé. Le gluten qui en résultait était ensuite transféré dans des poteries (dénommées *Domyogi-game*) auxquelles on ajoutait de l'acide chlorhydrique puis l'ensemble était chauffé durant 20 heures *(Figure 35)*.

De nombreux matériaux furent testés mais le vieux *Domyogi-game* s'est révélé être le plus résistant à l'HCl et à la chaleur. L'hydrolysat de protéines était ensuite filtré puis replacé dans un autre *Domyogi-game* pendant 24 heures. Ce concentré était ensuite transféré dans un autre *Domyogi-game*, pour être stocké pendant 1 mois et permettre au sel du chlorhydrate d'acide glutamique de cristalliser.

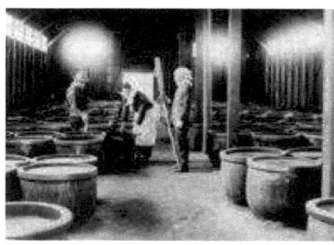

Figure 35 : Hydrolyse utilisant les poteries Domyogi-game dans l'industrie Zushi (Japon). La farine de gluten était placée dans un Domyogi game puis l'acide chlorhydrique y était ajouté. La suspension était mélangée et chauffée pendant 20 heures pour provoquer l'hydrolyse. Les Domyogi-games ont été fabriqués à Tokoyame (Japon). Tokoyame était très réputé pour la production de matériel en céramique à partir d'argile locale. Cette argile permettait la production de pots en céramique qui étaient très résistants à l'acide et aux hautes températures [65]

La cristallisation du chlorhydrate d'acide glutamique s'est avérée très efficace pour extraire le glutamate car il s'agit du seul sel d'aminoacides dans l'hydrolysat à avoir une très faible solubilité dans l'acide chlorhydrique *(Figure 36)*. Par cette simple méthode de cristallisation, l'acide glutamique pourrait être extrait à un très haut rendement et haut degré de pureté. Il faut cependant noter que ce procédé était dangereux car il exposait les travailleurs et les installations à la corrosion (le chlorure d'hydrogène gazeux était libéré dans l'atmosphère).

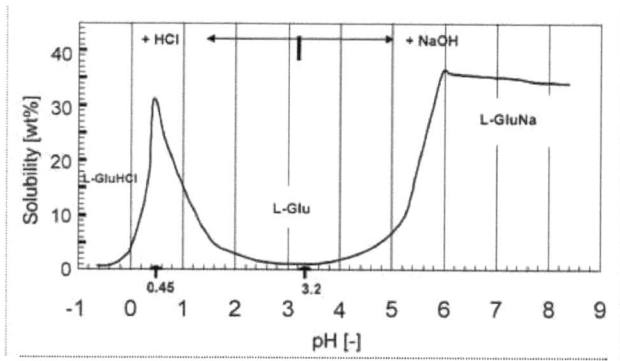

Figure 36 : Solubilité des formes cristallines du glutamate sous différentes concentrations en ion hydrogène en solution aqueuse (35°C). L'axe des abscisses représente le pH de la solution et l'axe des ordonnées indique la solubilité de chaque forme cristalline du glutamate : chlorhydrate d'acide glutamique (L-GluHCl), acide glutamique L-Glu), et le glutamate monosodique (L-GluNa) [65]

3.2.6.2.2. *Isolement*

Les cristaux de chlorhydrate d'acide glutamique étaient séparés de la phase liquide par filtration puis dissous dans l'eau. Cette solution était ensuite filtrée et le pH ajusté pour atteindre le pH isoélectrique de l'acide glutamique (3,2) par ajout de sodium ou d'hydroxyde de potassium (pH pour lequel l'acide glutamique présente la solubilité la plus basse (0,864g/100mL d'eau à 25°C)). Cette solution était ensuite stockée une semaine pour permettre à l'acide L-glutamique de cristalliser et d'augmenter la pureté des cristaux formés.

3.2.6.2.3. *Purification*

Cette étape correspond au passage de l'acide glutamique au MSG cité précédemment (3.2.5.1 Du glutamate au MSG). [65]

En mars 1909, le premier MSG fut commercialisé. A cette époque, il s'agissait plutôt d'une poudre marron claire avec 85% de pureté. Quand il est isolé d'une solution pure, les cristaux prennent la forme de prisme en losange. L'amélioration des technologies de purification a engendré la formation des cristaux qui n'ont plus cette forme là.

3.2.6.2.4. *Progrès de la méthode d'extraction*

Cette méthode d'hydrolyse initiale comporte de nombreux problèmes d'ordre environnementaux, découlant de la libération de chlorure d'hydrogène gazeux dans l'atmosphère. Pour contrer ce phénomène, on a tenté l'utilisation de l'acide sulfurique, sans succès. L'emploi d'acide chlorhydrique a donc été conservé. L'amélioration de l'hydrolyse s'est poursuivie par le remplacement des *Domyogi-game* par une chambre en granit munie de tuyaux pour permettre l'évacuation des vapeurs. Dans les années 1930, le problème de corrosion a été résolu grâce au développement d'un récipient en fer revêtu de caoutchouc. L'hydrolyse pouvait ainsi être réalisée sans risque de fuite du chlorure d'hydrogène dans l'environnement. Les connaissances actuelles ont contribué à une amélioration en terme de monitoring, comme l'emploi de pH mètres lors des étapes de cristallisation et de neutralisation.

3.2.6.3. Obtention du MSG par le procédé « Steffen waste »

Il fut un temps, entre les deux guerres mondiales, où les Etats Unis et quelques pays d'Europe recueillaient l'acide glutamique comme "déchet" produit au cours du procédé « Steffen waste ». Il était un coproduit de l'isolation du sucre de la betterave. Ce déchet résultait de la distillation de l'éthanol produit par la fermentation du résidu sirupeux (mélasse) de la betterave.[65, 66]
La quantité d'acide glutamique retrouvée au cours de ce procédé représente environ la moitié du contenu en acide glutamique présent dans le gluten de blé ou dans gluten de maïs.
Après la seconde guerre mondiale, il est devenu évident que de nouveaux procédés de production étaient nécessaires pour faire face à la demande croissante de MSG. Dans les années 1950, le développement d'un nouveau procédé de fabrication s'oriente vers deux directions : la synthèse chimique et la fermentation

3.2.6.4. Obtention du MSG par synthèse chimique

La synthèse chimique utilisait l'acétonitrile (C_2H_3N) comme matériel de départ. Son approvisionnement était moins couteux que n'importe quel autre matériel de base. L'acrylonitrile a rendu possible la synthèse du β-cyanopropionaldehyde, intermédiaire essentiel dans la synthèse de l'acide glutamique. Pour ce faire, on a mis en contact un gaz synthétique formé de monoxyde de carbone et de dihydrogène (CO ; H2) avec l'acétonitrile. Cette réaction porte le nom d' « oxo-réaction ».

$$N\equiv C-CH=CH_2 + C\equiv O + H-H$$
acrylonitrile

oxo reaction ↓

$$N\equiv C-CH_2-CH_2-\overset{O}{\overset{\|}{C}}-H$$
β-cyanopropionaldehyde

Le β-cyanopropionaldehyde était ensuite converti en acide glutamique par le procédé Strecker au cours duquel l'aldéhyde est converti en un amino-analogue du cyanohydrine, qui est par la suite hydrolysé en acide glutamique.

$$N\equiv C-CH_2-CH_2-\overset{\overset{O}{\|}}{C}-H \quad + \quad NH_4^+ \ CN^-$$
β-cyanopropionaldehyde

↓

$$N\equiv C-CH_2-CH_2-\underset{NH_2}{\overset{H}{\underset{|}{\overset{|}{C}}}}-C\equiv N$$

Strecker intermediate

NaOH neutralize ↓ −2H$_2$O

$$HO-\overset{\overset{O}{\|}}{C}-CH_2-CH_2-\underset{NH_2}{\overset{H}{\underset{|}{\overset{|}{C}}}}-\overset{\overset{O}{\|}}{C}-OH \quad + \quad 2NH_3$$

Acide glutamique

L'avantage de la synthèse chimique est qu'elle permet une production à large échelle et très souvent selon un mode continu. L'inconvénient majeur est qu'elle aboutit à la synthèse d'un mélange racémique des énantiomères qui compose l'aminoacide alors que dans le cas de l'acide glutamique, on recherche uniquement l'isomère S car l'isomère R est dénué de propriétés gustatives. Ceci implique une conversion en l'énantiomère désiré R ou S, puis un recyclage par racémisation de l'énantiomère non désiré.

Dans les années 1950, la production mondiale de MSG était de 300 tonnes par mois puis est progressivement passée à 1000 tonnes par mois. Ce procédé durera seulement 10 ans, jusqu'à l'arrivée des méthodes de fermentation microbiologiques.[65]

3.2.6.5. Obtention du MSG par fermentation

La fermentation est une méthode permettant la synthèse d'un acide aminé spécifique à grande échelle à partir d'un micro-organisme en culture.
Au début des années 1950, il a été démontré qu'*Escherichia Coli* excrétait des quantités infimes d'aminoacides qui pouvaient être considérablement augmentées par l'ajout de sels d'ammoniac aux cultures. Peu de temps après, en 1957, des chercheurs japonais de la société Kyowa Hakko Kogyo isolent d'un échantillon provenant du sol du zoo de Tokyo, une souche de *Corynebacterium glutamicum* (*C. glutamicum*) capable de fournir un rendement de 30% en MSG. Cette découverte a eu pour conséquence l'expansion rapide de la production industrielle des acides aminés par fermentation. Les firmes japonaises Ajinomoto et Kyowa Hakko ont été les premières

à en tirer profit. Ainsi, depuis 1957, les Corynébactéries sont utilisées pour la production industrielle des acides aminés comme la L-Lysine et le MSG par fermentation.[67]

3.2.6.5.1. <u>Le microorganisme producteur du glutamate monosodique : Corynébactérium glutamicum</u>

C. glutamicum appartient au groupe des Coynebacterineae et à l'ordre des Actinomycétales. Ces bactéries sont caractérisées par un ADN riche en guanine et cytosine de 53% à 58%. Les Corynebactéries sont des bactéries gram positive comportant une membrane cytoplasmique organisée en une bicouche lipidique et protéique. Cette membrane est elle-même entourée par une paroi cellulaire constituée de peptidoglycanes associés à des carbohydrates dont les plus connus sont les acides teichoïques (représentant jusqu'à 50% du poids sec de la paroi) *(Figure 36)*. Cette paroi assure la rigidité de la cellule.[68]

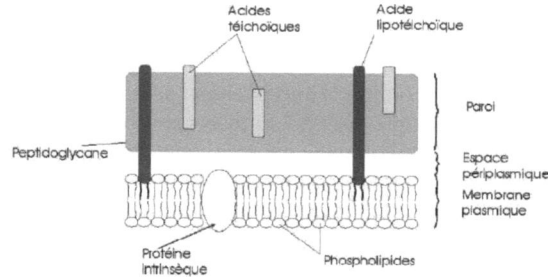

Figure 36 : schéma des différentes enveloppes d'une bactérie gram + [69]

Ces bactéries se distinguent des autres taxons bactériens par la présence dans leur enveloppe d'acides gras (acides mycoliques) et par la présence d'arabinogalactane et de l'acide méso-diaminopimélique (méso-DAP) dans leur paroi.
Les Corynébactéries présentent une forme en fuseaux plus ou moins longs rangés parallèlement « en palissade » ou disposées en « lettres de l'alphabet » *(Figure 37)*. Elles mesurent entre 0,7 et 1 µm de large et 1 à 3 µm de long. Elles sont bien souvent regroupées par deux, et forment des paires. Elles ont une silhouette effilée et incurvée et forment des colonies grises ou blanches. Ce sont des bactéries immobiles n'émettant pas de spores.[70] On les rencontre communément dans le sol et l'environnement végétal.[71]

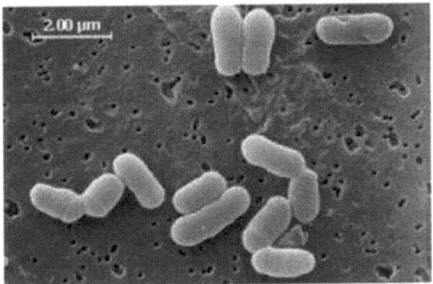

Figure 37 : Morphologie des cellules de Corynebacterium glutamicum observées au microscope électronique (x 1000) [71]

Ce sont des souches aéro-anaérobies et leur métabolisme est ainsi respiratoire ou fermentatif. Leur température optimale de croissance est comprise entre 25°C et 37°C, elles sont donc mésophiles. Leur pH de croissance est compris entre 6 et 9 avec un optimum entre 7 et 8. Elles sont oxydase – , catalase + et sont cultivées sur gélose au sang. Elles sont dites auxotrophes pour la biotine qui est nécessaire à leur croissance. [70]

Les Corynébactéries peuvent excréter convenablement les acides aminés basiques et neutres dans le milieu extérieur. Par contre, elles sont dans l'incapacité d'excréter les acides aminés dicarboxylique, aspartique et glutamique. C'est pour cette raison que la production du glutamate par *C. glutamicum* résulte de l'application de contraintes.[72]

3.2.6.5.2. *Conditions de culture*

Une fois que la souche a été sélectionnée, elle doit être cultivée dans les meilleures conditions possibles afin d'obtenir une productivité optimale en métabolite ou en biomasse. Pour cela différents paramètres sont à observer tels que la composition du milieu de culture, le pH, la température, l'aération et la présence de divers additifs.

- La source de carbone :

Elle est représentée par les sucres et leurs dérivés (mélasse, polymères osidiques). Elle correspond à la source d'énergie des cellules et intervient dans la synthèse de toutes les molécules organiques. La nature de la molécule influence la production en biomasse ou en métabolites. Pendant la préculture, le milieu doit en priorité permettre une croissance rapide et optimale de la biomasse sans se préoccuper si ces conditions conviennent à la production de métabolites *(Figure 38)*. On utilise pour cela des sucres à assimilation rapide comme le glucose. En ce qui concerne la production de métabolites, on s'orientera ensuite plutôt vers l'amidon ou le mannitol, molécules à assimilation lente.[71]

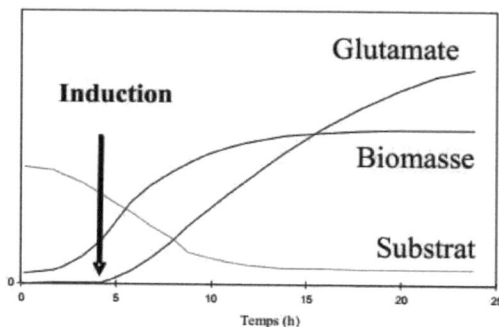

Figure 38 : Cinétique de production de l'acide glutamique [73]

Initialement, la source de carbone est utilisée pour la croissance puis on applique une induction par contrainte de manière à faire excréter du glutamate par *C. glutamicum*. Quelle que soit la contrainte appliquée, il faut que la source de carbone serve à la production du glutamate.

- La source d'azote :

Elle détient une influence non négligeable sur la productivité des métabolites secondaires. Phénomène également retrouvé avec les sucres, la synthèse du glutamate ne débute que si la totalité de la source d'azote facilement assimilable a été consommée (NH_4).

- Les substrats naturels complexes :

Ils se révèlent être plus abordables par rapport à l'emploi de molécules organiques ou inorganiques purs. Ils permettent l'obtention d'une croissance rapide par l'apport aux micro-organismes de mélanges en vitamines, acides aminés et sels minéraux.

- Acides gras et dérivés :

Ils représentent une source de carbone et d'énergie supplémentaire, ils permettent aussi de piéger les molécules hydrophobes par la formation d'émulsions. Ils évitent la formation de mousse, augmentent la perméabilité cellulaire et permettent l'apport de précurseurs (huiles de soja, d'arachide ou de maïs).

- Les sels :

Le sulfate de magnésium est primordial pour la croissance de la membrane cellulaire. Le carbonate de calcium maintient le pH.[55]

3.2.6.5.3. <u>Contraintes</u>

La production du glutamate par C. glutamicum résulte de l'application de contraintes. Il existe deux types de contraintes, les contraintes chimiques et les contraintes physiques.[72]

3.2.6.5.3.1. <u>Contraintes chimiques permettant la production d'acide glutamique</u>

Limitation en biotine

C. glutamicum est auxotrophe pour la biotine. Ceci signifie que C. glutamicum est incapable de produire la biotine qui est primordiale à son développement. Cette auxotrophie serait probablement due à l'absence d'un gène codant pour une enzyme responsable de l'une des étapes de synthèse de la biotine, la 7-céto-8-aminopelargonate synthétase. En tant que cofacteur de l'acyl-CoA carboxylase, la biotine intervient dans le mécanisme de synthèse des acides gras. Lors de la fermentation, sa limitation serait à l'origine d'une chute du taux de phospholipides membranaires et une augmentation du rapport acides gras saturés/acides gras insaturés qui entrainerait alors l'excrétion de glutamate.[73]

Il a en effet été démontré que la composition lipidique d'une souche de *C. glutamicum* en phase de croissance, contient comme acides gras non hydroxylés tels que l'acide palmitique (C16 : 0) et l'acide oléique (C18 :1) en quantités égales (Tableau 2).

Biotine (µg/L)	Acides gras membranaires (mg/L cellules sèches)				Phospholipides membranaires
	C16	C16 : 1	C18	C18 : 1	
2,5	5,1	0,42	0,27	4,88	12,5
25	8,1	0,95	0, 32	11,6	22,2

Tableau 2 : Incidence de la biotine à deux différentes concentrations sur la composition lipidique de la membrane [55]

L'accumulation de l'acide glutamique est non seulement déterminée par son taux de biosynthèse mais aussi par sa capacité à s'échapper de la cellule par passage à travers la membrane, directement liée au besoin des souches en biotine, à la concentration en biotine des milieux et à la composition de la membrane bactérienne. C'est pourquoi, une souche ayant besoin en biotine pour sa croissance mais cultivée dans un milieu pauvre en biotine, peut développer une membrane défectueuse à l'origine de la sortie de l'acide glutamique intracellulaire.[74]

Une faible concentration en biotine entraîne une croissance bactérienne réduite, une membrane appauvrie en phospholipides, et un taux faible en acide gras insaturés à l'origine de l'excrétion de l'acide glutamique.
En revanche, plus la concentration en biotine augmente plus la membrane s'enrichie en composants lipidiques et devient imperméable au glutamate. La croissance bactérienne est a son maximum, la membrane est riche en phospholipides et en acides gras insaturés : l'acide glutamique n'est plus excrété *(Figure 39)*.

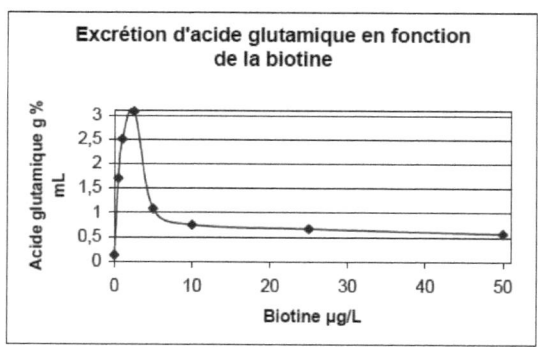

Figure 39 : Influence du taux de biotine sur l'excrétion d'acide glutamique par C. glutamicum (la source de carbone est le glucose) [55]

La limitation en biotine est le premier mode d'induction retrouvé dans la littérature pour la production du glutamate. Ce procédé présente tout de même plusieurs inconvénients. Du fait de l'insuffisance de prolifération de la bactérie compte tenu de la fermentation limitée à cause de la biotine, le rendement reste faible. En culture discontinue et selon les souches et substrats utilisés, 10 à 30 g/L d'acide glutamique est produit. Etant donné que la betterave et le sucre de canne sont riches en biotine, ces matières premières peu coûteuses ne peuvent pas être utilisées en tant que sources de glucose.

On a ensuite découvert d'autres moyens permettant à la bactérie de produire de grande quantité de glutamate sans limitation de biotine.[75]

- **Ajout de pénicilline**

L'ajout d'antibiotiques comme la pénicilline dans le milieu de culture est en faveur de l'excrétion de glutamate. De par ses propriétés inhibitrices de la synthèse du peptidoglycane, constituant indispensable à la formation de la paroi des bactéries, l'utilisation de cet antibiotique conduit à une augmentation de la taille de la cellule et à une production plus importante de glutamate. La pénicilline n'a aucune incidence sur le taux en acides gras et en phospholipides membranaires. Elle se révèle intéressante puisqu'elle permet l'utilisation des mélasses de canne peu chères et riches en biotine. L'addition de pénicilline conduit à l'accumulation en glutamate d'environ un tiers fois plus par rapport à la limitation en biotine.[76]

- **Ajout de tensioactif**

L'ajout de tensioactif diminue la quantité de phospholipides membranaires de plus de 50% et conduit donc à une augmentation du rapport acides gras saturés/acides gras insaturés ce qui provoque l'excrétion du glutamate. Il semblerait que l'ajout de tensioactifs réprime aussi l'expression d'un gène qui coderait pour une protéine impliquée dans la synthèse des acides gras, ce qui provoque une modification de la synthèse des phospholipides.

Par exemple, l'ajout de Tween 40 (polyoxyéthylène sorbitane monopalmitate) permet d'augmenter la production gde glutamate de 30% en comparaison à la limitation en biotine.[73]

- **Ajout d'anesthésique local**

Dans un milieu riche en biotine, la tétracaïne provoque une excrétion supplémentaire du glutamate de l'ordre de 15 g/L. La tétracaïne conduit à une altération physique de la membrane sans toucher à sa composition.[73]

- **Utilisation de souches auxotrophes pour l'oléate**

Une limitation en acide oléique dans le milieu de culture, utilisant le glucose comme source de carbone, a permis l'obtention de 100 g/L de glutamate.[73]

3.2.6.5.3.2. Contraintes chimiques permettant la production d'acide glutamique

☐ **Choc de température**

Elle représente un moyen efficace pour limiter la croissance et permettre la synthèse de glutamate par une modification de la composition de la membrane et une augmentation du rapport acide gras saturés/acides gras insaturés. Un choc thermique de 30°C à 40°C dans un milieu contenant de la mélasse de betterave a permit l'obtention de 20 g/L de glutamate.[76]

Ce facteur température à été largement étudié chez C. glutamicum. Lorsque la température passe brutalement de 33°C à 39°C il se produit un stress important qui oriente le métabolisme vers la synthèse de glutamate (85 g/L sur 24h en mode semi continu). Une température de 40°C pendant la phase de synthèse de glutamate permet un blocage plus efficace de la croissance et une excrétion plus importante de l'acide aminé. Il s'agirait d'un des moyens le plus efficace pour booster la production de glutamate *(Figure 40)*.[77]

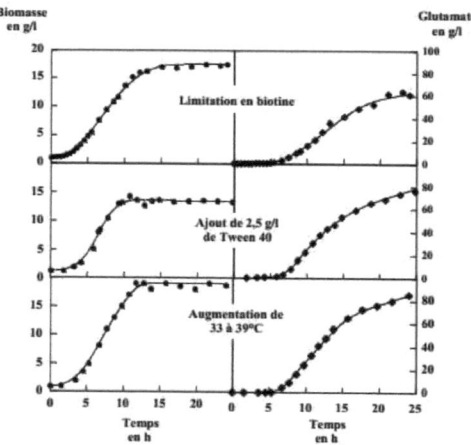

Figure 40 : Evolution des concentrations en biomasse et en glutamate sous l'influence de trois stress : limitation en biotine, l'ajout de tensioactif (tween 40) et l'augmentation thermique, en cultures semi-continues.

Pendant sa croissance, la bactérie consomme la biotine mais lorsque la concentration en biotine atteint 3 µg/L, l'excrétion de l'acide glutamique débute. La concentration initiale en cette molécule est de 20 µg/L. Lorsque la concentration en biomasse atteint 5,6 g/L, 2,5 g/L de Tween 40 sont ajoutés dans le milieu de culture ce qui coïncide avec le début de l'excrétion du glutamate. Initialement fixée à 33°C, la température du milieu de culture est portée à 39°C au moment où la concentration en biomasse atteint 5,6 g/L. Ceci engendre une excrétion immédiate de l'acide glutamique [55]

☐ **Type de bioréacteur et mode de culture**

Les bioréacteurs doivent permettre la croissance optimale des cellules et garantir une production importante en biomasse ou en métabolite. Le bioréacteur doit être un conteneur stérilisable, permettre une aération adéquate du milieu. Il existe trois modes de culture : le mode discontinu, semi-continu ou continu.

Dans le procédé discontinu, une grande partie des composants du milieu voire la totalité est en présence des micro-organismes dés le début des opérations de fabrication. Le procédé de fermentation continu est marqué par l'addition régulière des nutriments associée à une élimination progressive d'une partie des cellules, des déchets et des produits. Le volume est maintenu à un à un niveau constant. Quant au mode semi-continu, les substrats sont introduits tout au long de la réaction mais sans élimination du milieu, le volume augmente. [78, 79]

Toutes les méthodes sont bonnes pour produire plus. Le but de l'opération est en effet d'obtenir des concentrations finales en glutamate élevées, une productivité ou des rendements maximaux avec des coûts minimaux.
Vraisemblablement, le moyen le plus efficace, compétitif et économique pour produire encore plus de glutamate serait de soumettre le milieu, même riche en biotine (molasses de canne ou de betterave), à un choc des températures.
On pourrait également penser qu'une modification de la bactérie pourrait s'avérer être solution plausible. Il faudrait alors modifier le métabolisme du microorganisme en ayant recours à la génétique.
Il est pourtant beaucoup plus difficile d'améliorer une bactérie lorsque celle-ci constitue déjà une souche hyperproductrice, son métabolisme étant déjà « naturellement » orienté vers la synthèse d'un métabolite.

3.2.6.5.4. *Procédés employés pour la synthèse et l'excrétion bactérienne du glutamate après optimisation des conditions de culture*

☐ La synthèse du glutamate par C. glutamicum

De manière générale, l'approvisionnement en acétyl CoA pour le cycle de Krebs provient du pyruvate. Le rôle clé de deux complexes enzymatiques à été mis en évidence : le pyruvate déshydrogénase (PDH) qui catalyse la décarboxylation oxydative du pyruvate en acétyl-CoA et l'α-cétoglutarate déshydrogénase (ODH). Lorsque le glutamate est produit par *C. glutamicum* (peu importe le mode d'induction choisi), il se produit une inhibition quasi-totale de l'ODH, le flux de carbone provenant du cycle de Krebs va être dévié et servir à la synthèse du glutamate.

Le glutamate est synthétisé directement à partir de l'α-cétoglutarate grâce à le glutamate déshydrogénase (GDH) *(Figure 41)*.[76]

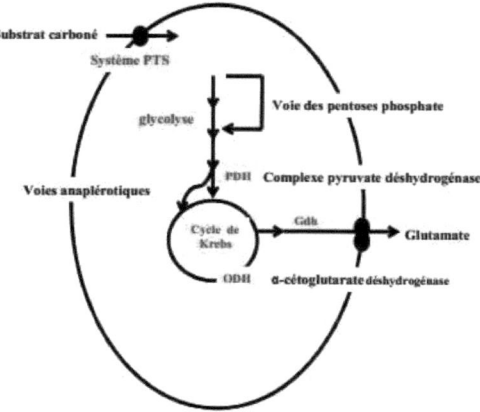

Figure 41 : Synthèse du glutamate à partir de glucose chez les Corynebactéries. PTS : système phosphotransférasique (permettant l'entrée du sucre dans la cellule) ; ODH : α-cétoglutarate déshydrogénase ; Gdh : glutamate déshydrogénase [73]

La plupart des bactéries synthétisent le glutamate de deux manières, soit par le glutamate déshydrogénase (1) soit par l'action combinée de la glutamine synthase (GS) (2) et le glutamate synthase (GOGAT) (3).[76]

$$\text{α-cétoglutarate} + NH_4 + NADPH + H^+ \xrightarrow{\text{GDH}} \text{glutamate} + H_2O + NADP^+ \quad (1)$$

$$\text{Glutamate} + NH_4 + ATP \xrightarrow{\text{GS}} \text{glutamine} + ADP + Pi + H_2O \quad (2)$$

$$\text{Glutamine} + \text{α-cétoglutarate} + NADPH + H^+ \xrightarrow{\text{GOGAT}} \text{glutamate} + NAD(P) \quad (3)$$

Chez les Corynebactéries, la biosynthèse du glutamate se fait essentiellement via la voie métabolique utilisant la GDH puisqu'elle assure 60 à 70% de la synthèse de glutamate à partir de *C. glutamicum*. La GDH permet la réaction réversible de formation du glutamate et du $NADP^+$ à partir de l'α-cétoglutarate, du NADPH et d'ammonium.[76]

Il a néanmoins été montré qu'une souche mutante dépourvue d'activité GDH ne s'accompagne pas d'une baisse de production en glutamate. Le système GS/GOGAT intervient selon la présence ou l'absence de la GDH. Ce système s'active lorsque la concentration en ammonium diminue dans le milieu. Cependant, comme elle utilise une partie du glutamate pour la synthèse de la glutamine elle pourrait constituer une réaction indésirable *(Figure 42)*.

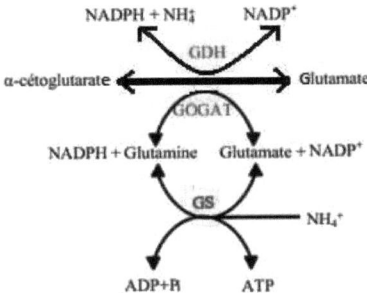

Figure 42 : Les deux voies de biosynthèse du glutamate utilisant soit le glutamate déshydrogénase (GDH) soit la glutamine synthase (GS) couplée avec la glutamate synthase (GOGAT) [73]

- L'excrétion du glutamate intracellulaire

La présence d'un transport actif dans les cellules productrices de glutamate à été proposée.[67] Un récent article soutient cette hypothèse avec l'identification d'une protéine exportatrice de glutamate, YggB et son gène, NCgl1221 *(Figure 43)*. Yggb est l'homologue d'un canal méchanosensitif qui module la libération d'agents osmoprotecteurs en réponse aux altérations de la membrane préalablement ressenties. Ce canal Yggb semble détenir une fonction similaire au sein des Corynebactéries. Un récent modèle montre que les contraintes auxquelles est soumise la bactérie provoquent une altération de la tension membranaire et l'ouverture du canal Yggb.

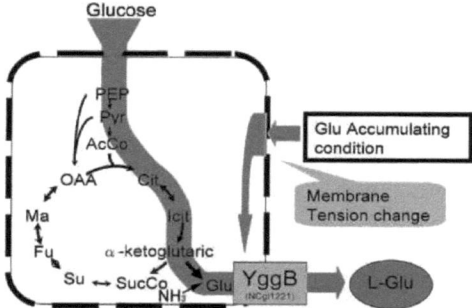

Figure 43 : L'excrétion du glutamate par la protéine Yggb dans les cellules bactériennes. La membrane cellulaire est représentée par les pointillés. Le glucose utilisé par la cellule est métabolisé en α-cétoglutarate au sein du cycle de Krebs (α-ketoglutaric sur le shéma). Les conditions aboutissant à l'accumulation du glutamate, comme la limitation en biotine, modifient la tension membranaire de la cellule et conduit à l'expression du gène codant pour la protéine Yggb. Il se produit alors une activation du transport actif qui libère le L-Glu (acide glutamique) à l'extérieur de la cellule [67]

L-Glu, glutamic acid; PEP, phosphoenolpyruvate; Pyr, pyruvate; AcCo, acetyl-coenzyme A; OAA, oxaloacetate; Cit, citrate; Icit, isocitrate; Ma, malate; Fu, fumalate; SucCo, succinyl-coenzyme A

3.2.7. Aspects économiques de la production de MSG

Le MSG représente un marché très vaste. Les deux tiers de sa production mondiale sont destinés à l'alimentation humaine. Dans les années 1990, sa production était estimée à 400 000 tonnes si bien qu'en 1993, la production mondiale de MSG a dépassé les 300 000 tonnes dont 25 000 tonnes en direction de l'Amérique du Nord. Actuellement, c'est plus de 1,6 millions de tonnes de MSG qui sont produits par an (dont 7,5 % en Europe), le tiers contrôlé par le groupe japonais Ajinomoto (chiffre d'affaire de 8,2 milliards de dollars). On note une augmentation annuelle de la demande mondiale en MSG de l'ordre de 4%, émanant surtout des pays développés.[80] Ajinomoto a été le premier groupe à déposer le brevet de fabrication du MSG par fermentation il domine aujourd'hui le marché mondial.

C'est en Asie que la consommation de MSG st la plus élevée au monde (89% de la consommation mondiale). En 2009, la Chine était le plus gros producteur (73% de la production mondiale) et consommateur de MSG (67% de la consommation mondiale). En 2009, 37% du MSG exporté venait de la Chine. Ces chiffres ne cessent d'augmenter depuis (Figure 44).[81]

Ajinomoto possède des usines en Chine, au Japon, au Vietnam, en Thaïlande, en Indonésie, en Malaisie, aux Philippines, au Brésil, au Pérou, aux Etats Unis et en France. Cependant, la production de MSG se fait essentiellement en Asie puisque la main d'œuvre et les matières premières y sont abondantes et peu chères.

Outre la Chine, les autres gros pays producteurs de MSG sont l'Indonésie et la Thaïlande, qui utilise la fécule de manioc comme substrat en vue de l'obtention du MSG. Le MSG s'achète dans tous les magasins de produits asiatiques, par sachet de 400 grammes et coûte environ 3 euros. On le retrouve chez les grossistes par sac de 25 kg, livraison en vrac ou en sac « big bag » de 1000 kg. [81]

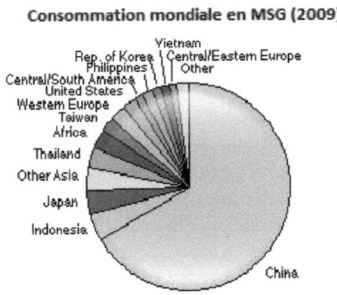

Figure 44 : Consommation mondiale en glutamate monosodique en 2009. 67% de cette consommation revient aux chinois [81]

3.2.8. Glutamate industriel et alimentation

Le MSG rajouté dans l'alimentation est toujours sous forme libre. Normalement, la quantité de glutamate employée devrait correspondre à la quantité minimale requise pour l'obtention de l'effet recherché soit 0.1 à 0.8% du poids de l'aliment.[43] Cependant, il peut atteindre de fortes concentrations puisque le glutamate monosodique n'est soumis à aucune réglementation en termes quantitatif. Seule limite, il ne peut pas excéder 10mg/kg seul ou en mélange en tant qu'assaisonnement ou de condiment.[82]

Le MSG présente un avantage économique considérable pour l'industrie agro-alimentaire puisqu'il permet de réduire la quantité de matières premières. Il entre dans la composition de nombreux aliments surtout assaisonnés et dans une large variété de produits orientaux.

3.2.8.1. Aliments préemballés susceptibles de contenir du MSG [80]

> Sauces en conserve et en bouteille
> Viande en conserve
> Condiments
> Biscuits et craquelins
> Viandes salaisonnées
> Aliments pour régime amaigrissant
> Mélanges pour soupe déshydratés
> « Sachet saveur » accompagnant les mets emballés
> Aliments lyophilisés (séchés à froid)
> Aliments congelés
> Mélanges à sauce au jus de viande et à sauces
> Croustilles, croûtons
> Repas et plats d'accompagnement préparés
> Salades, vinaigrettes et mayonnaise préparées
> Collations préparées
> Viandes et saucissons fumés
> Soupes (en conserve, déshydratées, bouillons)
> Épices et assaisonnements

3.2.8.2. Aromatisants pouvant contenir du MSG

Accent	Extrait de kombu
Ajinomoto	Mei-jing
Assaisonnement chinois	Assaisonnements naturels (peuvent contenir
Aromatisants	de la protéine végétale hydrolysée)
Glutacyl	RL-50
Glutavene	Subu
Poudre Gourmet	Vetsin
Protéine végétale hydrolysée (PVH)	Wei-jing
	Zest

3.2.8.3. Le MSG et autres appellations

Les ingrédients suivants contiennent <u>toujours</u> du glutamate sous forme libre :

Monosodium Glutamate (E 621) Acide glutamique (E620) Glutamate (E620) Monopotassium glutamate (E622) Calcium glutamate (E623) Monoammonium glutamate (E624) Magnesium glutamate (E625) Natrium glutamate Ajionomoto Levure, Levure autolysée, extrait de levure Caséinate de calcium Caséinate de sodium Gelatine	Soja, Sauce soja, extrait de sauce soja (contiendrais un des plus haut taux en glutamate libre) Tout ce qui est « hydrolysé », les « protéines hydrolysées », ou « protéines » Protéines de soja, Concentré de protéines de soja, isolat de protéines de soja Protéines texturées Protéines de lactosérum, Concentré de protéines de lactosérum, isolat de protéines de lactosérum

Les ingrédients suivants contiennent <u>souvent</u> du glutamate sous forme libre :

Malt d'orge, extrait de malt Bouillon et sauce Carraghénanes (E 407) Citrate (E 330) Acide citrique Tout ce qui contient le terme « enzymes », « enzymes modifiées » Tout ce qui contient le terme « arome » ou encore « fermentée » Maltodextrine Pectine (E 440) Protéase Tout ce qui porte l'appellation « protéines fortifiées », ou ce qui est « ultra-pasteurisé » Assaisonnements

Les ingrédients suivants sont susceptibles de contenir du glutamate sous forme libre :

> Sirop de riz, sirop de riz brun,
> Amidon de maïs, amidon de maïs modifié, sirop de maïs
> Dextrose
> Tout ce qui est « enrichi »
> Beurre lipolysé, la plupart des aliments contenant la mention « faible en matières grasses » ou « pas de matières grasses », tout ce qui est « enrichi en vitamines »
> Poudre de lait, lait peu écrémé (1%, 2%)

La liste suivante répertorie les ingrédients ayant une synergie d'action avec le MSG en termes de propriétés exhaustives de goût.

> Disodium 5'- Inosinate (E631)
> Disodium 5'- guanylate (E631) qui reste relativement cher
> Disodium 5'- ribonucléotides (E635)

Ces substances sont presque insipides en l'absence de MSG. En revanche l'ajout d'une faible quantité de MSG à des aliments contenant ces nucléotides suffit à créer un goût umami 6 à 8 fois plus puissant que si le MSG avait été utilisé seul. S'ils font partis des ingrédients, le MSG rentre en général dans la composition de ces aliments.[56]

4. Chiffres

Il est important de distinguer la consommation de glutamate sous forme libre (contenu dans les aliments naturels et dans le MSG) de celle de glutamate total (comptabilisant le glutamate sous forme libre et liée aux protéines).

De manière générale, le glutamate ajouté dans les plats préparés est directement sous forme de MSG ou sous forme de protéines végétales hydrolysées. De nombreux plats industriels comme les pizzas, les accompagnements (assaisonnement ou sauce) peuvent contenir des quantités considérables de glutamate libre ajouté. Les protéines végétales hydrolysées contiennent environ 8 000 mg de glutamate libre/100 g. Les assaisonnements pour les viandes issus de protéines hydrolysées contiennent approximativement 50 mg/g. Les sauces dont la sauce soja en apportent 20 à 1900 mg/100 g. Dans les restaurants asiatiques, la quantité de glutamate libre ingéré peut atteindre 1500 mg pour 100 g d'aliments.

De manière générale, la consommation de MSG est beaucoup plus élevée dans les pays orientaux (4 g/j) par rapport aux pays occidentaux (moins de 1 g/j). Il suffit de s'intéresser à la proportion de glutamate ajouté en tant qu'exhausteur de goût pour s'en rendre compte : elle est de 25% de l'apport total en glutamate à Taiwan alors qu'elle est seulement de 4% en Europe *(Figure 45)*. [39]

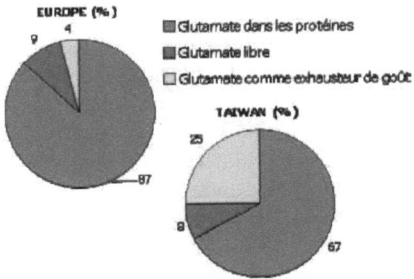

Figure 45 : Répartition de l'apport en glutamate en Europe et à Taiwan [39]

La consommation journalière en glutamate libre varie considérablement en fonctions des aliments consommés on peut cependant l'estimer à 0,3-0,6 g/j en Europe contre 1,2-1,7g/j en moyenne en terre asiatique avec un taux maximal de 4g/j.

La consommation moyenne de MSG est de 0,6 g/j au Royaume-Uni, de 0,55 g/j aux Etats Unis alors qu'elle atteint un maximum de 2,3 g/j en Asie. En Europe, un repas classique apporte une consommation totale en glutamate de l'ordre de 10 et 20 g/j dont 1g est apporté par le glutamate libre. Aux Etats Unis, elle est de 15 à 16 g/j et la plus haute consommation est retrouvée chez les asiatiques avec 33 à 34 g de glutamate total par jour. [39]

5. Intérêts du glutamate

5.1. Réduction de la part de sel

En France, il est établi que notre consommation en sel est bien plus élevée que la normale, jusqu'à quatre fois plus que nos besoins de base. En France, un homme en ingère quotidiennement 10g de sel et la femme environ 8 g, or l'Organisation Mondiale de la Santé (OMS) fixe une consommation maximale de 5 g par jour. Selon le plan national nutrition santé, 8 g/j devraient constituer la limite supérieure pour un homme et 6,5 g/j pour une femme.

Il est établi que l'excès de sel représente un facteur de risque cardio-vasculaire qu'il convient de réduire au maximum.[83]

En tant qu'exhausteur de goût, le MSG devrait être ajouté à hauteur 0,1 à 0,8 % du poids pour obtenir l'effet désiré, par exemple un aliment de 500g se verra contenir 0.5 à 4 g de glutamate pour obtenir un meilleur goût. Cependant, des études montrent que cette proportion est rarement respectée et serait nettement supérieure puisqu'elle atteindrait jusqu'à 11%. Dans l'industrie agro-alimentaire l'ajout de MSG permet une réduction de la part de sel dans les aliments de l'ordre de 30 à 40% sans affecter la palatabilité de l'aliment. En effet, le MSG contiendrait trois fois moins de sodium que le sel de cuisine d'où son intérêt pour ceux qui doivent veiller à leur apport en sel.[43]

Une distribution spécifique du sel dans un aliment pourrait aussi contribuer à limiter nos apports en sel. Par exemple, jusqu'à 35% de sel peuvent être supprimés si on l'ajoute dans la sauce plutôt que dans les pâtes.[22]

Malgré la présence de glutamate dans certains plats préparés, les industriels rajoutent du sel afin de les rendre plus lourds et donc plus rentables. Le sel est aussi un rehausseur de gout à moindre frais. On peut ainsi mettre en cause la nourriture fade et de mauvaise qualité qui pousse les industriels à rajouter du sel et du glutamate, ce qui souligne aussi les possibilités de tromperie que recouvre le glutamate.[55]

5.2. Lutte contre la dénutrition de la personne âgée

Chez les personnes âgées, il a été prouvé que la perte du goût et de l'odorat contribuent fortement à un apport nutritionnel maigre et donc à une dénutrition.

Une étude réalisée sur un groupe de personnes âgées (âge moyen : 79.9 ans) et un groupe de jeunes sujets (âge moyen : 23.7 ans) a montré que les personnes âgées préféraient des soupes aux plus hautes concentrations en glutamate par rapport au groupe « jeune ».

Malgré des capacités gustatives et olfactives diminuées les personnes âgées restent sensibles à la perception du goût umami puisque les aliments enrichis en MSG sont consommés en plus grande quantité que ceux qui en sont dépourvus. Cette caractéristique s'avère être intéressante puisqu'elle permettrait d'augmenter les apports alimentaires, notamment des aliments nutritionnellement intéressants comme les légumes ou les féculents chez les personnes âgées. On peut donc supposer que plus le statut nutritionnel est pauvre, plus on oriente notre alimentation vers des mets riches en glutamate.[43, 84]

Plusieurs études confirment une amélioration du statut nutritionnel des personnes âgées hospitalisées. Pour un apport énergétique identique, des personnes âgées hospitalisées avaient tendance à manger beaucoup plus facilement des aliments contenant du MSG.[85]

Une autre étude affirme que l'ajout de MSG dans les aliments a amélioré le statut nutritionnel de 43 personnes âgées hospitalisées chez qui une chute du poids corporel avait été observée.[43] Chez ce même type de patients, une étude montre qu'une supplémentation de 0,5% en MSG 3 fois par jour pendant 3 mois améliore leur statut nutritionnel.[43] Des résultats identiques ont été obtenus suite à une supplémentation en MSG pendant 4 mois chez des personnes âgées en maison de retraite.

De plus, les aliments retrouvés à l'hôpital semblent contenir une plus faible proportion de glutamate libre que dans la nourriture ordinaire. Si l'on ajoute du MSG aux repas de 11 personnes âgées hospitalisées pendant 2 mois, on observe une amélioration de leur statut nutritionnel et de leur taux en lymphocytes. La supplémentation en glutamate serait donc propice à l'amélioration de la qualité de vie des personnes âgées à l'hôpital.[86]

En plus de ses qualités exhaustives de goût et de part ses nombreux récepteurs situés le long du tractus digestif, le glutamate facilite l'ingestion et l'assimilation des aliments grâce à une augmentation de la quantité de salive sécrétée et des sécrétions d'acide gastrique.[87]

QUATRIEME PARTIE

LES EFFETS DU GLUTAMATE « EXOGENE » SUR L'ORGANISME

1. Effets délétères

Le glutamate naturel contenu dans les aliments est majoritairement absorbé par l'intestin puis métabolisé dans les cellules épithéliales intestinales. De manière générale, les capacités métaboliques de l'intestin et du foie étant élevées, les concentrations postprandiales en glutamate restent stables.

De nombreux récepteurs du glutamate ont été retrouvés dans les organes et tissus humains. Lorsque sa consommation excède les doses usuelles, les concentrations portales en glutamate peuvent augmenter ce qui conduit à une majoration de son métabolisme hépatique. Une ingestion abondante de MSG, qui est un sel sodique du glutamate, va stimuler tout autant les récepteurs du glutamate au niveau périphérique qu'au niveau central. Une consommation abondante de MSG, peut conduire à un taux élevé de glutamate sanguin (20 à 40 fois la normale) et ainsi constituer une menace pour certains organes.[82]

1.1. Allergie et intolérance

Le glutamate peut engendrer un certain nombre de réactions indésirables puisqu'environ 2% de la population mondiale y est réactive. Les symptômes les plus souvent décrits sont des paresthésies au visage, aux muscles temporaux et massétaires, des sensations de brûlures au niveau du tronc, une oppression thoracique, des bouffées de chaleur, des nausées, des vomissements et/ou des céphalées. Ces symptômes témoignant d'une sensibilité au glutamate surviennent environ 20 minutes après consommation et sont généralement temporaires puisqu'ils peuvent durer deux heures. Si l'on consomme environ 3 g de MSG l'estomac vide ou en concomitance avec de l'alcool, ces signes cliniques ont tendance à apparaître plus rapidement et s'aggraver.[80]

Néanmoins, le temps de latence entre l'ingestion et l'apparition de réaction(s) est typiquement le même pour un individu ingérant une quantité de MSG dépassant son seuil de tolérance.

Tous ces symptômes sont regroupés sous l'appellation « Syndrome du restaurant chinois » qui tiendrait ce nom du fait qu'il se manifeste souvent au cours d'un repas asiatique. En effet, les asiatiques consomment quotidiennement des aliments riches en acide glutamique libre et ont très souvent recours au MSG dans leur cuisine.

- « Le syndrome du restaurant chinois »

La première publication concernant ce syndrome est en réalité une lettre d'un consommateur publiée dans le New England Journal of Medicine. Ce consommateur, Robert Ho Man Kwok, écrit en 1968 que depuis plusieurs années il expérimente un étrange syndrome qui survient à chaque fois qu'il ingère de la nourriture chinoise. Il décrit ensuite les symptômes qu'il ressent et explique qu'ils sont d'intensité moindre comparés à ceux survenant après ingestion d'acide acétylsalicylique à quoi il est allergique.

Il essaye d'établir différentes causes possibles : peut être un ingrédient dans la sauce soja, le vin cuit, largement utilisé dans la cuisine chinoise, ou encore le glutamate monosodique, très utilisé en tant qu'assaisonnement dans les restaurants chinois. L'autre possibilité selon lui serait la forte proportion de sel utilisée dans la cuisine chinoise, pouvant temporairement induire une hypernatrémie, une hypokaliémie entraînant à sont tour une faiblesse générale notamment musculaire et des palpitations. Il conclut que ce syndrome pourrait donc être du à la large quantité de sodium présente dans la nourriture et que le glutamate qui pourrait exacerber ces symptômes.[65]

Les études suivantes ont démontré le rôle du glutamate dans le syndrome du restaurant chinois. Une étude a confirmé qu'il était plus fréquent de ressentir une migraine, des crampes musculaires, des engourdissements, des sensations de picotements, une fatigue générale et des rougeurs après ingestion de MSG par rapport à un placebo. De telles réactions surviennent après consommation de 2,5 g de MSG.[87] Lors d'une autre étude, à la concentration de 31 g/L, une ingestion de MSG induit des convulsions musculaires, tremblements et dilatation des pupilles chez 10 personnes sur 100 dans les 10 minutes qui ont suivi.[88]

Pour autant, le lien de cause à effet entre le glutamate monosodique et le syndrome du restaurant chinois n'est pas simple. Il semblerait qu'il soit la résultante de la présence de glutamate et de certains ingrédients dans les mets chinois.[89]
Certaines études montrent qu'aucun lien direct ne peut être établi entre le MSG et le syndrome du restaurant chinois.[90, 91] Une étude réalisée en 1993 montre que sur 71 patients ingérant différentes doses de MSG (1,5g, 3g ou 3,15g) avant chaque petit déjeuner pendant 5 jours, la majorité des sujets n'ont éprouvé aucune réponse à l'ingestion du placebo (86%) et du MSG (85%).[90]

Plusieurs hypothèses ont été proposées pour tenter d'expliquer l'origine de ce syndrome.
L'apparition d'urticaire, d'angioedeme ou encore de crise anaphylactique après ingestion d'un repas chinois pourrait plutôt être causée par l'ingestion de crevettes, de cacahuètes ou des épices selon un mécanisme allergique de type I mettant en jeu les immunoglobulines E (IgE). En effet, lorsqu'on mesure le contenu en histamine

dans les plats de restauration chinoise, certains d'entre eux contiennent des taux en histamine proches des valeurs toxiques établies par la l'Agence américaine des produits alimentaires et médicamenteux (Food and Drug Administration ou FDA).[91]

Une autre hypothèse serait le déficit en vitamine B6. Une ingestion de vitamines B6 aurait un effet prophylactique sur l'apparition de ces symptômes de part le rôle qu'elle possède sur le métabolisme du glutamate.[92]

Un syndrome cholinergique pourrait être mis en cause dans le développement d'un syndrome du restaurant chinois. L'administration concomitante du MSG avec de l'atropine (inhibiteur des récepteurs muscariniques à l'acétylcholine) empêche l'apparition des symptômes. Ces résultats suggèrent que l'acétylcholine aurait un rôle dans la survenue de ce syndrome.[93]

Une autre hypothèse avance que la présence de glutamate activerait la voie de signalisation du monoxyde d'azote (NO) par l'augmentation de l'activité de la NO synthase conduisant à une vasodilatation. Ce phénomène pourrait expliquer les bouffées de chaleur ressenties.[94]

Si le glutamate est impliqué dans la survenue du syndrome du restaurant chinois, il ne serait donc à priori pas le seul fautif puisque d'autres facteurs sont en jeu. Il est à noter que plus la quantité de MSG dans l'alimentation augmente plus le nombre de personnes sensibles augmentera également.[95]

1.2. Effets neurologiques et psychiatriques

1.2.1. Neurotoxicité

Comme nous l'avons vu précédemment, le glutamate est un neurotransmetteur essentiel au bon fonctionnement cérébral mais il est aussi connu pour être une excitotoxine : lorsqu'on s'expose à de fortes doses de glutamate le système s'emballe et peut conduire à la mort des neurones. Les conséquences potentielles sont nombreuses et ne s'expriment généralement qu'au bout de longues années.

Nombreux sont les chercheurs qui explorent les conséquences cérébrales d'une consommation en MSG dont le phénomène de neurotoxicité. En 1974, les séquences des lésions décrites ont été corrélées avec l'aspect des lésions observées (nature et étendue des dommages) pour chaque espèce en tenant compte de l'âge de l'animal, la voie d'administration, la concentration en MSG dans le sang et dans le cerveau et le temps d'examen des tissus cérébraux.[96] Dans la même démarche, en 1976, une liste d'espèces animales (souris immatures, rats, lapins, cochons d'inde, poussins, singes rhésus) ayant démontré une neurotoxicité induite par le MSG a été établie.[97]

D'autres études réalisées sur des primates ont été particulièrement enrichissantes. Après une injection sous cutanée d'une forte dose de MSG (2.7 g/ kg de poids corporel) des lésions cérébrales ont été confirmés par microscopie photonique et électronique. Ces résultats ont ainsi confirmé les répercussions néfastes du MSG sur le cerveau.[98]

Ces mêmes résultats ont été retrouvés en 1969 après injection sous cutanée de MSG (5-7 mg/g de poids corporel) à des souris. Des lésions cérébrales et tout particulièrement une nécrose neuronale aigüe dans plusieurs territoires du cerveau en pleine croissance ont été révélées. Selon une autre étude, la dose de MSG nécessaire à l'apparition de lésions cérébrales chez un rongeur adulte est de 1.5-2 mg/g de poids corporel alors qu'il ne suffit que de 0.3-0.5 mg/g pour endommager un cerveau de rongeur nouveau-né.

Une étude plus récente réalisée en 2009 se prononce elle aussi en faveur de la neurotoxicité due au MSG. Bien qu'il soit difficile de suivre les concentrations sanguines en glutamate après une administration orale de MSG, une injection intraveineuse de 50 mg de MSG permet d'obtenir une concentration sanguine en MSG de l'ordre de 53 μM (calculé par rapport au volume sanguin total de 5 L). Bien que la barrière hémato-encéphalique ne soit pas très perméable au MSG, la présence de transporteurs à forte affinité pour le glutamate pourrait en faciliter la pénétration. La concentration de MSG retrouvée dans le cerveau serait alors de 5 μM, bien au dessus du seuil de sureté cérébral (3 μM). Des répercussions cérébrales ont été constatées 30 minutes après l'ingestion de MSG *(Figure 46)*.[99]

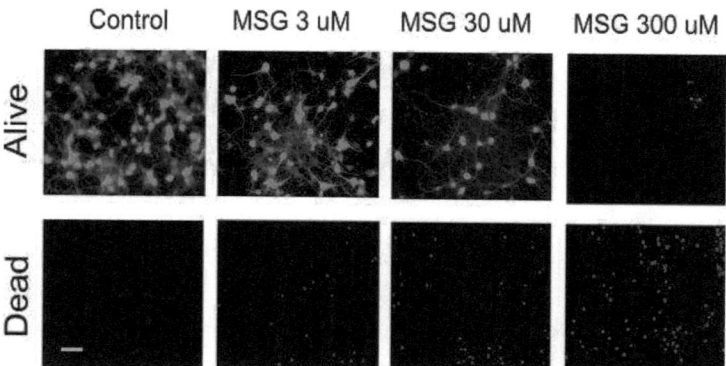

Figure 46 : Evolution dose dépendante de l'impact du MSG sur les neurones [99]
Des neurones murins ont été traités par trois différentes concentrations en MSG (3 μM, 30 μM, 300 μM) sur 12 heures. Les cellules vivantes ont été colorées avec du diacétate de fluorescéine (vert), et les cellules mortes par de l'iodure de propidium (rouge). Plus on augmente la dose de MSG plus la proportion de cellules vivantes se fait rare et plus le nombre de cellules mortes croit. Cette expérience à été réalisée à trois reprises.

On observe que le MSG induit une augmentation dose-dépendante de la mort de neurones matures (12-14 jours en culture) avec un effet minime sur les neurones immatures (moins de 7 jours en culture). Le MSG n'endommage que les neurones avec un léger effet sur les cellules gliales *(Figure 47)*.

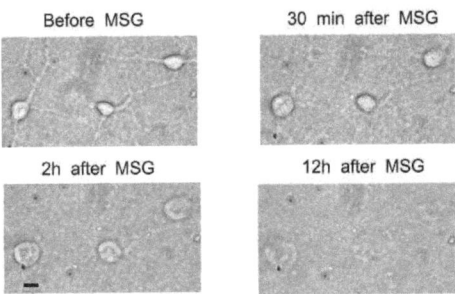

Figure 47 : Evolution temps dépendante de l'impact de 30 µM de MSG sur des neurones murins (après 30 minutes, 2heures et 12 heures). Les neurones sont lysés au bout de 12 heures [99]

Cette étude suggère aussi qu'une pré-exposition à de faibles doses de MSG ou à de la vitamine C peut permettre une réduction des effets indésirables imputables au MSG.

Une autre étude s'est intéressée à l'impact cérébral du MSG suite à une alimentation à volonté (ab libitum). L'alimentation ad libitum représente plutôt la voie de choix puisqu'elle reflète beaucoup mieux l'état général d'ingestion de l'homme par l'opposition à une alimentation forcée (gavage ou voie sous cutanée). Par définition, l'alimentation ad libitum donne libre accès à toute nourriture solide ou liquide et impose à l'animal une autorégulation de ses prises alimentaires. Deux études ont conclu à des réactions neurotoxiques suite à une alimentation ab libitum de MSG. [99, 100]

1.2.2. Maladies neurodégénératives

Comme expression de ces lésions cérébrales, certains articles ont avancé le développement de maladies neurodégénératives. En effet, comme nous l'avons vu précédemment, sous certaines conditions, les neurones deviennent tellement sensibles à un excès en glutamate qu'il conduit à leur mort. De nombreux facteurs peuvent dérégler l'homéostasie glutamatergique et dévoiler le potentiel neurotoxique du glutamate : excès de glutamate libéré, une dysfonction dans la recapture neuronale et gliale, déficit énergétique, dépolarisation neuronale, modification des propriétés des récepteurs, formation de radicaux libres, présence de protéines toxiques (β-amyloïdes et tau dans la maladie d'Alzheimer). Un tel effet excitotoxique peut participer au développement de certaines pathologies neurodégénératives telles que la maladie d'Alzheimer, la maladie de Parkinson, la maladie de Huntington ou encore des maladies auto-immunes comme la sclérose en plaque, la polyarthrite rhumatoïde et le lupus érythémateux disséminé.[101]

Il a par exemple été découvert que les lymphocytes T d'un patient atteint de sclérose en plaque exprimeraient fortement la sous-unité GluR3 du récepteur AMPA à l'origine de leur prolifération massive en réponse à la destruction de la myéline.[102]

Par l'intermédiaire de la leptine, le MSG pourrait jouer un rôle dans l'apparition de la maladie d'Alzheimer. Il a été démontré que le MSG provoque une résistance à la leptine et donc à son faible taux. Cette hormone joue notamment un rôle dans des fonctions cérébrales comme l'apprentissage et la mémoire. Le taux de leptine diminue avec l'âge et pourrait avoir un lien avec la maladie d'Alzheimer.[103] Ainsi le MSG, en régulant également ce taux en leptine, pourrait contribuer aux mécanismes physiopathologiques impliquant une baisse de leptine.[104]

La leptine a également pour rôle de réguler les apports et dépenses énergétiques de l'organisme en jouant sur l'appétit et le métabolisme. Le MSG altère la fonctionnalité de cette hormone puisque plus le taux de leptine est bas plus la sensation de satiété diminue et plus la prise alimentaire augmente. Les chercheurs ont ainsi conclu que le MSG était positivement relié à une augmentation significative du risque de surpoids. Plus d'études sont nécessaires afin d'affirmer de façon certaine l'implication du MSG dans le développement de ces pathologies neurodégénératives.

1.2.3. Trouble envahissant du développement (TED) et désordres psychiatriques

Un rapport a étudié les effets du MSG sur un fœtus âgé de moins d'un mois. Il a été souligné que la barrière du placenta n'est pas encore développée et que l'embryon reçoit la dose totale d'agents chimiques consommés par la mère et retrouvés dans son sang. Durant ce premier mois, le cerveau prend forme mais le glutamate peut altérer sa croissance normale et mener à un trouble déficitaire de l'attention avec hyperactivité (ADHD) et dans des cas plus graves à de l'autisme, définit comme un trouble envahissant du développement (TED).[105]

Certains experts ont approuvé ce rapport affirmant que cette information pourrait expliquer plusieurs cas d'autisme. Sa prévalence est passée d'1 naissance sur 2 000 en 1960 à 1 sur 150 de nos jours. [106] On évalue à 440 000 le nombre de personnes autistes en France et à 67 millions dans le monde.

Plusieurs études ont démontré le rôle physiopathologique du glutamate dans le développement de désordres neurologiques. L'autisme serait associé à une trop forte concentration en glutamate et une faible quantité en glutamine. Le glutamate serait responsable d'une exacerbation de l'inflammation cérébrale.[107] Cibler le site de fixation de la glycine sur le récepteur NMDA pourrait être utilisée en thérapeutique pour lutter contre l'autisme.[108]

Il semblerait que les mutations des gènes codant pour les sous unités des récepteurs ionotropiques du glutamate soient associées à une déficience intellectuelle et à l'autisme. Les mutations touchant les récepteurs métabotropiques sont préférentiellement associées aux désordres psychatriques.[109] Il a néanmoins été prouvé que le récepteur métabotropique pré-synaptique du glutamate mGlu7 serait impliqué dans l'autisme, l'abus de drogue, l'anxiété et la dépression. L'emploi d'un antagoniste de ce récepteur conduit à une amélioration de ces affections.[110] Une autre étude montre qu'une stimulation excessive ou insuffisante des récepteurs mGluR1 et mGluR5 participe à l'installation de l'autisme ou d'un déficit intellectuel.[111]

Une réduction de l'activité de la GAD nécessaire à la conversion du glutamate en GABA pourrait jouer un rôle dans le développement de l'autisme, de la schizophrénie ou encore des troubles bipolaires.[112]

Il a été suggéré que le MSG utilisé comme stabilisateur dans certains vaccins pourrait aussi contribuer à l'augmentation du nombre d'autistes. Certains d'entre eux contiennent du thimerosal, un conservateur contenant du mercure. Le mercure et le MSG sont tous deux suspectés de contribuer au développement de l'autisme.[113] Le glutamate exacerberait la toxicité de toutes toxines environnementales en contact et rendrait par exemple le mercure encore plus neurotoxique. Une étude datée de 2000 indique qu'en l'absence de glutamate, les neurones ne seraient pas exposés à une exposition aiguë de mercure.[114]

1.3. Désordres neuro-endocriniens

Le système neuroendocrinien est constitué de l'hypothalamus, de l'hypophyse et des glandes endocrines *(Figure 48)*.

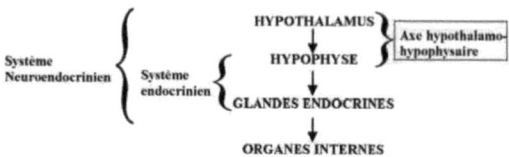

Figure 48: Le système neuroendocrinien

L'hypothalamus réalise le lien entre le système nerveux central et le système endocrinien par le biais d'une glande endocrine, l'hypophyse. Les hormones libérées par l'hypothalamus agissent sur l'adénohypophyse pour stimuler ou freiner la production des hormones hypophysaires : la thyréostimuline (TSH), l'hormone adrénocorticotrope (ACTH), l'hormone folliculo-stimulante (FSH) et l'hormone lutéinisante (LH), la prolactine (PRL), l'hormone de croissance (GH) qui vont à leur tour induire la production d'hormones sur leurs organes internes cibles *(Figure 49)*.

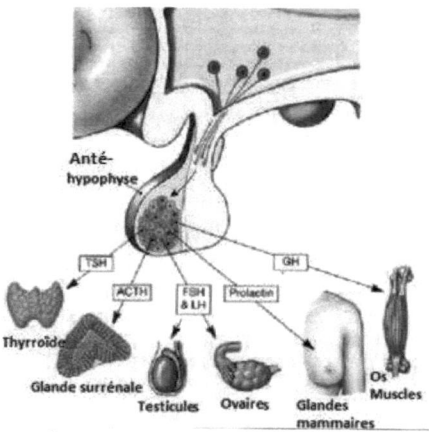

Figure 49 : Les hormones hypophysaires et leurs organes cibles [115]

Les lésions neuronales pourraient être ainsi à l'origine un désordre de la fonction neuroendocrine. Lorsqu'on soumet des souris adultes à forte exposition de MSG un endommagement de l'hypothalamus se produit.[116] Pour une souris âgée de 10 jours la dose minimale inductrice de ces lésions par voie orale s'élève à 0,5 g/kg de poids corporel contre 0,35 g/kg par voie sous cutanée. Une seule injection sous cutanée de MSG entraîne une concentration 4 fois plus élevée en glutamate dans l'hypothalamus.

Le pic plasmatique s'est produit 15 minutes après l'injection et le pic hypothalamique a été observé au bout de 3 heures.[117]

Après 24 heures d'exposition au MSG, les lésions hypothalamiques sont « comblées » avec des cellules non neuronales, mais les cellules endommagées ne sont pas remplacées. Malgré la possibilité aujourd'hui de compter les neurones dans des conditions optimales et dans des zones délimitées, l'hypothalamus reste une zone à l'intérieur de laquelle les lésions résisteraient à toute détection après 24 heures. On ne pourrait donc pas mettre en évidence d'éventuelles lésions hypothalamiques chez un animal après 24 h.[118]

D'après une autre étude réalisée sur une souris, les lésions hypothalamiques aboutissent à une diminution de la masse de l'hypophyse et des taux sanguins en LH, FSH, TSH, ACTH et GH, à l'origine de dérèglements endocriniens. L'accumulation de graisses au niveau abdominal, une forte obésité, une hyperglycémie, un retard de développement osseux, un retard de croissance, des désordres reproductifs, une stérilité féminine et autres désordres endocriniens peuvent être observés.[119] Des cas de somnolence, d'automutilation de la queue, et d'aversion pour certains aliments ont été reportés. L'irritabilité au toucher a été remarquablement interprétée comme étant la conséquence d'un changement émotionnel évident.[120]

Parmi toutes les dérèglements endocriniens que peut engendrer le MSG, nous allons nous intéresser à deux pathologies endocriniennes et métaboliques : l'obésité et le diabète de type II.

1.3.1. L'Obésité

Le diagnostic de l'obésité passe notamment par le calcul de l'indice de masse corporelle (IMC), méthode simple mais pas toujours fiable pour estimer la masse grasse d'un individu. L'IMC correspond au poids (en kg) divisé par le carré de la taille (en mètres). Selon la classification de l'OMS, on parle de surpoids lorsque l'IMC est supérieur à 25 et d'obésité lorsqu'il dépasse 30.

En 2012, l'obésité touchait 15 % de la population adulte (contre seulement 6,1% en 1980) et 3,5% des enfants. Le surpoids concerne 32 % des adultes et 14,5 % des enfants. Les femmes sont plus concernées (15,1%) que les hommes (13,9%), selon les chiffres de la Haute Autorité de Santé.[120] Dans la population française, c'est un peu plus de 6,9 millions d'obèses, soit environ 3,3 millions de plus qu'en 1997.[121]

Si l'obésité dépend principalement de prédispositions génétiques et d'une consommation trop importante d'aliments trop caloriques, le statut socioprofessionnel joue un rôle important : selon une étude de l'INRA (2005), le statut socioprofessionnel et la corpulence des femmes sont inversement proportionnels. En France, 16% des ouvrières seraient obèses contre seulement 4% des femmes cadres. La raison majeure semble être le coût trop élevé de l'alimentation dite "saine", notamment des fruits et légumes, et le manque d'accès aux soins et la pratique d'une activité sportive.[122]

De par son effet significatif sur le plaisir et le désir de manger il a été démontré que le MSG augmente de façon considérable la quantité d'aliments ingérée et l'obésité pourrait en être une des résultantes.[123] Il est commun de voir dans les études scientifiques que l'emploi du MSG permet de rendre des animaux obèses. Par exemple, des souris nouveau-nés recevant des injections sous cutanée quotidiennes de 4mg de MSG/g de poids corporel deviennent obèses de à leur 14ème jour de vie.[124]

Chez l'homme, des doses quotidiennes de 5 grammes de MSG majoreraient le risque de surpoids de 30% par rapport à des doses quotidiennes de 0,5 g. Si l'on exclue les personnes déjà en surpoids au début de l'expérimentation, ce risque passe à 33%. Une augmentation de l'indice de masse corporel (IMC) a également été constatée.[125,126]

Des chercheurs ont concluent que le MSG serait positivement lié à une augmentation significative du risque de surpoids par la résistance à la leptine qu'il provoque.[104] En revanche, l'état obèse induit par le MSG n'est pas irréversible et pourrait par exemple être contrebalancé par un exercice physique. Au cours d'une étude, des rats sont devenus obèses après administration de MSG (4mg/g de poids corporel de la naissance au 14ième jour de vie). A la suite de ces 14 jours, les souris ont été séparés en deux groupes, un groupe pratiquera un exercice physique (MSG-T) et l'autre restera sédentaire. Les activités physiques consistent en 1 heure d'activité par jour 5 jours sur 7 avec une augmentation du temps d'activité de 5% par semaine pendant dix semaines. Le groupe contrôle est constitué de souris du même âge n'ayant reçu aucune dose de MSG et n'ayant pratiqué aucune activité physique. A la fin de l'expérience, les souris MSG-T et les souris contrôles montrent les mêmes réponses en termes de lactate sanguin et glycogène musculaire produits suite à un effort. En revanche chez les souris sédentaires la cholestérolémie et les taux sanguins en cholestérol total, en triglycérides et en insuline, sont considérablement élevé comparé au groupe contrôle et aux souris MSG-T. Cette étude montre donc l'effet bénéfique des exercices physiques sur les tissus et les lipides circulants dans l'obésité MSG induite.[127]

Certains scientifiques ont mis récemment en avant l'usage prophylactique de probiotiques chez des rats traités par le MSG. L''administration périodique de probiotiques chez des rats prévient le développement d'une obésité et permet une normalisation du taux de cholestérol.[128]

Certaines études contredisent un quelconque lien entre le MSG et l'obésité. Selon une étude, les femmes obèses ont un seuil de détection de la saveur umami très élevé ce qui les inciterait à consommer des plats riches en glutamate. Ces résultats suggèrent que le lien positif liant la consommation de MSG et l'obésité serait du aux différences de perceptions du goût umami. La consommation de MSG serait pour ainsi dire la conséquence d'un poids corporel élevé et non la cause.[129]

Par exemple, une étude a suivi 1076 adultes chinois (>20 ans) entre les années 2002 et 2007 afin de corréler une hyperglycémie au MSG. Il a été mis en évidence une relation inversement proportionnelle entre la quantité de glutamate ingérée et la glycémie. Plus les sujets chinois consomment des aliments riches en glutamate plus leur glycémie est basse.[130] Une autre étude s'est intéressé au pouvoir satiétogène des aliments : les protéines et par extension les aliments riches en glutamate seraient plus satiétogènes que les matières grasses ou les glucides.[131] On s'aperçoit par exemple que des rats ayant accès à une alimentation à volonté de MSG montrent un poids corporel inférieur à des rats n'y ayant pas accès.[132]

1.3.2. Diabète de type II

Le diabète de type II résulte de l'association de nombreux gènes de prédisposition dont l'expression dépend de facteurs d'environnementaux comme la consommation excessive de graisses saturées et de sucres rapides, l'obésité ou la sédentarité. Près de 90 % des diabétiques sont obèses ou ont un excès de poids mais l'inverse n'est pas vrai puisque la majorité des obèses ne sont pas diabétiques d'où l'importance des facteurs environnementaux. Le diabète de type II est caractérisé par une insulinorésistance et une hyperglycémie.[133]

Le diabète s'installe progressivement et peut être caractérisé en 3 phases :

1- L'insulinorésistance : il s'agit d'une diminution des effets de l'insuline sur les tissus insulino-sensibles (tissus adipeux, tissus musculaires, foie) et donc d'une diminution de l'entrée du glucose dans les cellules. Chez le sujet obèse, le tissu adipeux viscéral libère une grande quantité d'acides gras libres qui sont véhiculés dans le foie où ils favorisent la synthèse de triglycérides et stimulent la synthèse hépatique de glucose. Au niveau musculaire, l'augmentation des acides gras circulants conduit à leur utilisation préférentielle et les stocks de glycogène restent intacts (inhibition de la glycolyse). Cette insulinorésistance est donc secondaire à l'excès de graisses au niveau des muscles et du tissu adipeux viscéral. Le stockage et l'utilisation du glucose sont diminués au niveau musculaire alors qu'au niveau hépatique, la néoglucogénèse est favorisée. Tout ceci concourt à augmenter la glycémie.

2- L'hyperinsulinisme : Pour permettre aux cellules de recevoir le glucose dont elles ont besoin, le pancréas synthétise beaucoup plus d'insuline ce qui conduit à un hyperinsulinisme. On parle alors de pré-diabète.

3- L'insulinodéficience (ou carence en insuline) : L'augmentation considérable de la production d'insuline en réponse à l'insulinorésistance conduit à l'épuisement progressif du pancréas qui ne parvient plus à sécréter la quantité d'insuline nécessaire à la régulation de la glycémie.

Certains scientifiques ont insinué qu'une dysfonction du récepteur NMDA pourrait être observée au stade initial du diabète de type II.[134] Il y a lieu de penser qu'une augmentation de la concentration en glutamate dans les cellules β des ilots de Langerhans du pancréas conduirait à une hyperinsulinémie puis à une déficience en insuline.

Une hyperinsulinémie MSG-induite à été mise en évidence dans plusieurs études. En 1995, il a été montré qu'une administration intraveineuse de MSG chez un rat augmente de façon dose-dépendante les concentrations en insuline. Ces mêmes résultats ont été obtenus suite à l'administration de MSG par voie orale. [133] Ces résultats n'ont cependant pas été concluants chez le rat à jeun. Chez le volontaire sain une administration intraveineuse de MSG (5 mg/kg) triple la quantité d'insuline synthétisée par le pancréas.[135]

Chez des souris rendues obèses par l'action du MSG, les concentrations sanguines en insuline, en glucose, en cholestérol total et en triglycérides a 29 puis 54 semaines de vie sont nettement supérieures au souris du groupe contrôle. Une forte glycosurie et une hypertrophie pancréatique ont également été retrouvées *(Figure 50)*. De manière générale, les mâles adultes étaient plus touchés que les femelles.[135]

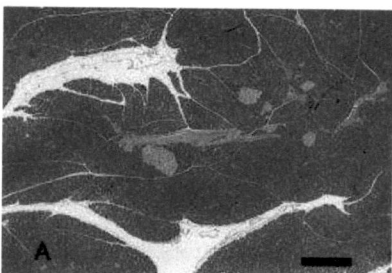 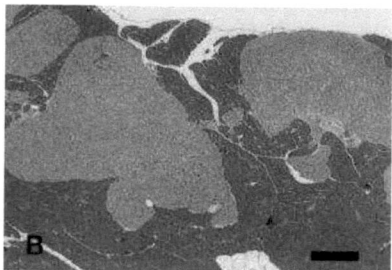

Figure 50: Aspect des îlots de Langerhans par microscopie photonique à 29 semaines de vie chez les souris mâles contrôles (A) et les souris mâles traitées par le MSG (B). La figure B montre une hypertrophie pancréatique.

Une étude a permis de révéler une diminution du nombre de cellules β pancréatiques chez des souris traitées par du MSG. Une forte injection de MSG cause des changements histopathologiques au niveau des îlots de Langerhans du pancréas tels qu'une hypertrophie, hyperplasie et une diminution des cellules α. Il a été montré que la liaison aux récepteurs kainate et AMPA stimulent la libération d'insuline contrairement aux récepteurs NMDA qui restent sans effet sur des îlots pancréatiques isolés de rats.[136] L'insuffisance de sécrétion d'insuline retrouvée au stade final du diabète de type II pourrait être notamment due à une trop forte activation du récepteur GPRC5B. Ce récepteur orphelin appartient au groupe C de la famille des RCPG.[137]

Le MSG pourrait être un acteur non négligeable dans le nombre croissant de diabétiques de type II. Les prévalences de l'obésité et du diabète ont augmenté à des niveaux records, parallèlement on constate que la production et la consommation du MSG a augmenté de la même façon. Le glutamate serait aussi impliqué dans le diabète de type I puisque des anticorps anti GAD, enzyme exprimée au niveau pancréatique permettant la synthèse du GABA ont été retrouvés. On peut les détecter de manière précoce puisqu'ils sont présents jusqu'à 10 ans avant le diagnostic.[138]

1.4. Autres effets

1.4.1. Dégénérescence rétinienne

La première démonstration d'un tel effet a été observée en 1957 sur des souris allaitantes et des souris adultes, qui après une seule et unique injection de MSG ont développé une dégénérescence de la rétine.[139]

Depuis, d'autres études ont été menées afin d'affirmer cette hypothèse comme par exemple en 2002, où des chercheurs ont fait la découverte d'une concentration significative d'acide glutamique dans l'humeur vitrée, d'un amincissement de la rétine de l'ordre de 75% et d'une augmentation du taux de facteurs de croissance vasculaire (VEGF) chez des rats nourris quotidiennement avec 110 grammes du MSG pendant 3 mois. Un tel endommagement de la rétine peut expliquer une dégénérescence maculaire.[140]

Il a également été montré que des rats nourris avec de fortes doses de MSG souffrent d'une perte de vision accompagnée d'un amincissement de la rétine par rapport au groupe témoin.[141] Une analyse histologique des rétines de rats préalablement nourris avec du MSG a révélé que les couches internes de la rétine avaient fusionné et un amincissement de l'ordre de 25% était apparu.[142]

En 2012, une étude mesurant l'absorption du glutamate par le tissu rétinien a permis d'obtenir la confirmation qu'une rétine peut absorber et assimiler le glutamate pouvant ainsi conduire à l'apparition d'une dégénérescence rétinienne.[143]

Le diabète est associé à une faible activité de la glutamine synthase ce qui conduit à une élévation de la concentration en glutamate dans la rétine et à une diminution du taux en glutamine. L'activité de cette enzyme se normalise suite à l'injection d'insuline alors qu'une baisse de la glycémie ne le permet pas. Ces résultats indiquent que des changements au niveau de la rétine d'un diabétique sont causés par une hypoinsulinémie et une hyperglycémie.[144]

Certains rapports insistent sur le phénomène d'excitotoxicité déclenché par un taux conséquent en glutamate dans la rétine de patients diabétiques.[145]

1.4.2. Asthme

La première suspicion de lien cause à effet entre MSG et l'asthme a été divulguée en 1986.[146] L'étude fut réalisée sur 32 sujets dont 14 d'entre eux avaient déjà fait l'expérience d'épisodes asthmatiques suite à l'ingestion de nourriture chinoise. Cette étude imposait de suivre un régime alimentaire strict et les sujets ne disposaient que de certains médicaments antiasthmatiques. Une diminution d'au moins 20% du débit expiratoire de pointe a été mise en évidence chez 13 d'entre eux. Cette étude a été critiquée du fait de mesures inadéquates et que le médicament antiasthmatique préconisé n'était pas adapté à chaque cas et se révélait parfois insuffisant voire inefficace.[43]

Une étude menée en 1987 sur des sujets souffrant d'asthme persistant sévère montra qu'une dose importante de 2,5g de MSG pouvait déclencher une forte bronchoconstriction 6 à 10 heures après ingestion et 11 des 26 sujets inclus dans cette étude ont subi une diminution de leurs fonctions pulmonaires. Ces symptômes ont aussi été décrits chez 2 sujets après ingestion de 3 g de glutamate mais aucune manifestation n'est apparue après ingestion de 6g ce qui a conduit à annuler toute corrélation entre glutamate et asthme.[147]

Aucune autre étude n'a permis d'établir un lien quelconque entre le glutamate et toute autre manifestation asthmatique telle qu'une bronchoconstriction, une inflammation bronchique générale, une production de cytokines Th2 ou d'IgE chez des adultes ou enfants.[148, 149, 150]

1.4.3. Migraine

Certains chercheurs voient le glutamate comme une cible potentielle dans le traitement de la migraine. En effet, le glutamate pourrait être à l'origine d'une réaction vasomotrice générale inductrice d'une douleur pulsatile au niveau des tempes et du front.

Une récente étude a démontré qu'une ingestion quotidienne de MSG sur 5 jours entraîne une sensibilisation des muscles massétars (muscles prédominant dans la

mastication), des migraines ainsi qu'une augmentation transitoire de la pression artérielle.[151]
Lors d'une étude en double aveugle, 14 sujets ont dû ingurgiter soit du MSG (75 à 150 mg/kg) soit du NaCl (24mg/kg). Une augmentation du nombre de migraines, une sensibilité accrue des muscles pericraniaux, ainsi qu'une augmentation de la pression artérielle ont été plus fréquemment reportés chez les individus ayant reçu du MSG.[152]

Les migraineux seraient plus susceptibles de déclencher des migraines au glutamate mais aucun essai clinique n'a été réalisé pour l'instant. De plus amples études sont nécessaires avant d'établir de façon certaine l'utilisation du glutamate dans le traitement de la migraine.[153]
Il a toutefois été démontré que le fait d'être en contact avec de petites quantités de MSG permet de développer une certaine tolérance et pourrait expliquer pourquoi les asiatiques n'expérimentent pas plus de migraines que les autres.[154]

1.4.4. Inflammation générale

L'exposition précoce au MSG altère l'activation du système inflammatoire au niveau génétique. Même après la disparition du glutamate de l'organisme, il a induit la génération de radicaux libres qui se poursuit sur une longue durée. Une récente étude montre que nourrir un très jeune animal avec du MSG s'accompagne à « l'adolescence » de la présence de très fortes quantités de radicaux libres dans les parois artérielles. Ce taux élevé en radicaux libres serait identique à celui qu'un individu âgé de 20 à 24 ans aura produit. Ceci pourrait expliquer pourquoi des pathologies sont retrouvées chez des patients de plus en plus jeunes.[155]
De récents travaux suggèrent que le glutamate et d'autres excitotoxines amplifient les symptômes de la fibromyalgie et du syndrome du côlon irritable. On s'est aperçu que des femmes souffrant de fibromyalgie montrent un rapport glutamate/glutamine élevé en comparaison à des femmes bien portantes du même âge.[156]

Des chercheurs américains ont suivi 57 personnes atteintes de ces deux troubles. En éliminant les aliments contenant des excitotoxines pendant 4 semaines, 84 % des participants ont rapporté une rémission de plus de 30 % de leurs symptômes. Ils ont ensuite été répartis dans deux groupes recevant à l'aveugle, pendant 2 semaines, des produits à base de glutamate ou un placebo. A la différence du placebo, la réintroduction du glutamate s'est accompagnée du retour des symptômes de côlon irritable, d'une aggravation de la sévérité de la fibromyalgie et, plus globalement, d'une diminution de la qualité de vie.[157]
Une autre étude appuie les résultats précédents puisqu'une concentration importante en glutamate est retrouvée chez les individus atteints de fibromyalgie. La transmission glutamatergique semble détenir un rôle physiopathologique dans cette pathologie.[158]

Une ingestion de 15 à 30 mg de MSG/kg de poids corporel chez des rats âgés de 10, 20 et 30 jours mène à l'apparition de lésions érosives et ulcéreuses au niveau de l'estomac. Une élévation de la sécrétion gastrique d'acide chlorhydrique et une prise de poids ont également été décrits.[159]

1.4.5. Cancérogénicité

Une étude a mis en évidence le rôle du glutamate dans la réponse immunitaire spécifique et plus particulièrement celle des lymphocytes T. Les lymphocytes T, indispensables à l'éradication des infections et des cancers, comprennent à leur surface des récepteurs métabotropiques et ionotropique du glutamate. A des concentrations physiologiques de l'ordre de $10^{-8}M$ à $10^{-5}M$, le glutamate joue un rôle clé dans l'adhésion, la migration et la prolifération des lymphocytes T. A de telles concentrations, le glutamate détient donc un rôle de protection contre le phénomène d'apoptose des cellules. Les effets du glutamate dépendent crucialement de sa concentration puisque de fortes concentrations en glutamate, supérieures à $10^{-3}M$, engendrent l'effet inverse. On peut par exemple retrouver des cas de leucémies.[160]
Un autre article informe que les excitotoxines amplifient l'expansion cancéreuse et métastasique. Lorsque les cellules cancéreuses sont exposées à une forte concentration en MSG elles deviennent plus mobiles et lorsque le niveau de glutamate en contact augmente, la multiplication cancéreuse devient fulgurante.
Les cellules cancéreuses libèrent aussi une quantité non négligeable de glutamate.[161]
En conséquence, une réduction de la libération synaptique de glutamate pourrait avoir un effet favorable notamment dans le traitement des métastases osseuses suite à un cancer du sein.[161]

La surexpression du récepteur mGluR1 dans le cancer du sein triple négatif entraîne une hyperprolifération des cellules et une expansion cancéreuse. Son blocage physique ou de son expression s'accompagne d'une baisse de ces manifestations. Ce type de cancer est agressif et du fait qu'il n'exprime aucun récepteur aux hormones (oestrogène et progestérone) et aucune trace du récepteur pour les facteurs de croissance épidermiques humains (HER2) il n'existe pas à l'heure actuelle de traitement efficace. Le mGluR1 contribuant à la progression du cancer, le ciblage de la signalisation glutamatergique pourrait être une piste prometteuse.[162]
Une récente étude montre également que les cellules cancéreuses du larynx expriment à leurs surfaces des récepteurs inotropiques et métabotropiques du glutamate. L'emploi d'antagonistes inhibe la prolifération de ces cellules malignes. Ces récepteurs au glutamate pourraient ainsi constituer une cible thérapeutique dans ce cancer[163]

Plusieurs études s'intéressent au profil cancérogène que pourrait avoir le MSG. En 2008, une étude focalisée sur les répercussions hépatiques du MSG prouve qu'en plus d'une inflammation générale, d'un développement d'une obésité et d'un diabète de type II, des souris âgées de six et douze mois traitées par du MSG montrent une

stéatohépatite non alcoolique (NASH) conduisant dans les cas extrêmes à un carcinome hépatocellulaire. Plus particulièrement, la stéatohépatite retrouvée chez des souris de douze mois était identique à celle retrouvée chez l'homme. On a même vu apparaître dans certains cas des dysplasies nodulaires au sein du parenchyme hépatique.[164, 165]
L'analyse histologique du foie de rats traités par du MSG (0,04mg/kg and 0,08mg/kg) pendant 42 jours décrit une dilatation de la veine porte caractérisée par la présence de globules rouges lysés et d'une distorsion des hépatocytes par rapport aux rats contrôles. Par ailleurs, le taux d'albumine et de transaminases (ALAT et ASAT) étaient plus élevé chez les souris traitées.[166]

Le MSG peut également exacerber le potentiel carcinogène de certains composés. Une étude a révélé l'apparition d'une hyperinsulinémie, d'une hypercholestérolémie, d'une hyperlipidémie, d'une hyperglycémie et d'une hyperplasie des îlots de Langerhans chez des souris recevant 4 injections quotidiennes de MSG (2mg/g de poids corporel) par voie sous-cutanée. Ces souris, devenues obèses et diabétiques, ont ensuite reçu des injections péritonéales quotidiennes d'azoxyméthane connue comme étant une molécule cancérigène. Dix semaines plus tard, une augmentation significative du nombre de β-caténines impliquées dans le phénomène de carcinogénèse colorectale a été observée, en comparaison avec les souris ayant reçu que l'azoxyméthane.
Ingurgiter du MSG augmente la pathogénicité de l'azoxyméthane en plus du fait que l'obésité et le diabète constituent des facteurs de risque du cancer colorectal.[167, 168]

2. Discussion des études menées jusqu'à présent

Comment se fait-il que des études sur la toxicité du glutamate obtiennent des résultats opposés? Plusieurs experts ont démontré que les méthodes ou les espèces animales utilisées dans diverses expériences différaient d'une étude à l'autre.

Tout d'abord, la JECFA (Joint FAO/WHO Expert Committee on Food Additives) avait montré en 2008 que les souris étaient les plus sensibles aux dommages cérébraux et que les autres espèces l'étaient moins. Par exemple, des scientifiques ont voulu reproduire une étude ayant démontré le phénomène de neurotoxicité chez la souris suite à l'ingestion de MSG en utilisant d'autres espèces (rat et chien). Les résultats de neurotoxicité n'ont pas pu être reproduits chez ces espèces testées.
Les divergences de résultats pourraient être également attribuées à l'échec de réplication des études notamment par des méthodes différentes et inappropriées en termes de préservation et de coloration des tissus cérébraux.
Dans les études prônant la sécurité du MSG plusieurs critiques ont été soulevées : méthodes de fixation et de coloration qui assombrissent et cachent l'existence de

lésions, horaires de dosage ne semblant pas être appropriées, dose utilisée inférieure à la dose minimale toxique et examen des animaux réalisé au-delà du délai maximal permettant d'observer des changements.

Il y a également une remise en question en ce qui concerne les placebos employés contenant souvent des dérivés protéiques pouvant entraîner des biais.

3. Campagne pour la clarification de l'étiquetage aux Etats-Unis (*Truth in Labeling Campaign ou TLC*)

La TLC à été crée aux Etats Unis en 1994 afin de disposer d'un rôle plus agressif pour l'étiquetage du MSG. Il s'agit d'une organisation à but non lucratif destinée à sécuriser les consommateurs par un étiquetage clair et complet. Cette organisation est uniquement composée de volontaires et est entièrement financée grâce aux dons. Ils se battent contre la FDA et prônent l'information quant à la toxicité potentielle du MSG trop souvent « dissimulée » dans la nourriture, dans les boissons, dans le domaine pharmaceutique (vaccins), cosmétique, compléments alimentaires, pesticides, engrais ou encore dans les produits infantiles. Il s'agit donc de donner les informations nécessaires aux consommateurs afin qu'ils puissent s'ils le désirent éviter cet additif alimentaire.

Il est actuellement obligatoire d'indiquer l'origine des protéines lorsqu'il est spécifié « protéines hydrolysées » (exemples : protéines de soja hydrolysées, protéines de blé hydrolysées). Si par exemple un ingrédient tel que la tomate figure dans l'aliment, et si elle est utilisée entière, il conviendra d'indiquer « tomate » sur l'étiquette. En revanche, si l'on aperçoit la mention « protéines de tomate »cela signifiera qu'elle a été hydrolysée et donc contient plus d'acide glutamique sous forme libre.

L'apport de MSG dans les aliments est intéressant pour l'industrie agro-alimentaire puisqu'elle n'est soumise à aucune réglementation précise d'étiquetage.

Selon la TLC, la FDA refuse d'imposer aux industriels l'étiquetage clair du MSG et aurait refusé des études « indépendantes » sur la sécurité du MSG. De plus, ne nombreuses études montrant l'innocuité du MSG auraient également été largement sponsorisées par l'industrie agro-alimentaire.

Au vu des différentes données disponibles à l'heure actuelle, il semble difficile d'apporter une conclusion précise sur la sécurité ou la toxicité du glutamate et la prudence reste de mise.

CONCLUSION

Le glutamate monosodique est au cœur de l'industrie agro-alimentaire. Naturellement utilisé dans la cuisine asiatique, sa consommation (consciente ou inconsciente) est aujourd'hui commune dans tous les pays du monde. Grace à ses propriétés exhaustives de goût, il est l'additif alimentaire le plus largement utilisé.

« Le glutamate monosodique reste du glutamate peu importe la source »

Le glutamate est un acide aminé non essentiel aux nombreuses fonctions dans l'organisme. Ses récepteurs métabotropiques et ionotropiques sont exprimés dans divers tissus cérébraux et périphériques : une ingestion de MSG pourrait alors les activer et entraîner diverses manifestations.

Le glutamate ne semble cependant pas l'unique fautif en ce qui concerne le syndrome du restaurant chinois puisque l'acétylcholine, le monoxyde d'azote, le phénomène allergique ou un déficit en vitamine B6 pourraient intervenir dans l'apparition de ce syndrome. A de fortes doses ou à jeun, les symptômes les plus rencontrés restent les migraines, les céphalées, les bouffées de chaleur, les paresthésies et les fourmillements. En 1979, 2% de la population développait ces réactions suite à l'ingestion de glutamate sous forme libre. Ces chiffres tendent à augmenter dans les années à venir au vu l'utilisation croissante du MSG dans la nourriture.

Des effets plus grave ont été décrits avec un lien potentiel entre glutamate et la destruction neuronale, l'autisme, la prise de poids voire l'obésité ou le diabète de type II, la fibromyalgie ou encore la dégénérescence rétinienne. Le glutamate aurait également un rôle physiopathologique dans le processus de cancérogénèse, dans l'épilepsie ou dans le développement de certaines maladies neurodégénératives comme la maladie d'Alzheimer, la maladie de Parkinson ou la sclérose en plaque. Ces effets ont cependant été relativement peu étudiés chez l'homme puisque la majorité des études sont réalisées sur des animaux comme les souris et à de très fortes doses, largement supérieures aux doses nutritionnelles en glutamate libre. Des études supplémentaires sont nécessaires avant de pouvoir conclure aux mêmes symptômes chez l'homme.

Toutefois, la FDA considère que l'apport quotidien total en glutamate (toutes sources confondues) ne constitue en aucun cas un risque pour la santé, ni des enfants, ni des femmes enceintes et allaitantes. Il n'existe donc pas de dose journalière admissible.

Devant une telle incertitude, le conseil le plus raisonnable serait d'éviter au maximum sa consommation : passer plus de temps derrière les fourneaux ou derrière des livres de cuisine, autant de moyens pour réduire notre exposition au glutamate industriel. Nous pouvons également prêter plus attention à ce qui est inscrit sur les étiquettes alimentaires afin de ne pas passer à côté de la présence du MSG. Il est aujourd'hui commun de voir aux Etats Unis la mention « No MSG », « No MSG added » ou « No Added MSG » sur certains emballages, peut être des mentions bientôt visibles dans nos supermarchés ?

REFERENCES BIBLIOGRAPHIQUES

1. Bio- tremplins : La biologie vit et évolue. L'enseignement aussi. La carte des goûts selon ses goûts (Octobre 2012) : http://tecfa-bio-news.blogspot.fr/
2. *Taste buds : Tongue map.* http://www.thenibble.com/
3. *"Zur Psychophysik des Geschmackssinnes".* Philosophische Studien 17: 576–623 (1901). Hänig, David
4. Riedel. La carte sensitive de la langue (2012)
5. *New York Times. The Claim : Tongue Is Mapped Into Four Areas of Taste* (2008)
6. *The Tongue Map: Tasteless Myth Debunked.* http://www.livescience.com/
7. *Human taste response as a function of locus of stimulation on the tongue and soft palate* (1974). Virginia B. Collings. Perception & Psychophysics., Volume 16, Issue 1, pp 169-174
8. Research Review: Sweet stealth – tasteless sugar addiction. http://www.precisionnutrition.com/
9. *Neurosciences Third Edition* (2004). George J. Augustine, David Fitzpatrick, William C. Hall, Anthony-Samuel LaMantia, Dale Purves
10. Science et technologies des aliments : Principes de chimie des constituants et de technologie des procédés. Werner J. Bauer, Raphaël Badoud, Jurg Loliger, Alain Etournaud (2010)
11. Amertume et ses récepteurs. Thèse d'exercice. Servane de FERRAND (2013)
12. La saveur sucrée. http://www.lesucre.com/
13. Amertume. http://fr.wikipedia.org/
14. Le sens du goût. Dossier Enseignant « A Table » Cap sciences (2004). http://www.cap-sciences.net/
15. Odorat et goût : de la neurobiologie des sens chimiques aux applications R Salesse, R. Gervais (2012)
16. Gustation. didel.script.univ-paris-diderot.fr
17. *The Receptors for Mammalian Sweet and Umami Taste* (2003). Grace Q. Zhao, Yifeng Zhang, Mark A. Hoon, Jayaram Chandrashekar1, Isolde rlenbach,Nicholas J.P. Ryba, Charles S. Zuker.
18. Le Goût. http://kev-djii.e-monsite.com/
19. La cavité buccale et pharyngienne : La muqueuse linguale
20. *Questions of Taste* (2014). http://www.trailofpapers.net/
21. Neuroscience 1st edition. Lippincott's Illustrated Reviews (2011). Claudia Krebs, Joanne Weinberg, and Elizabeth Akesson
22. Science et technologies des aliments : Principes de chimie des constituants et de technologie des procédés. Werner J. Bauer, Raphaël Badoud, Jurg Loliger, Alain Etournaud (2010).
23. Nouveaux ligands de récepteurs métabotropiques du glutamate (mGluR). Laboratoire de Chimie BioOrganique de l'Université de Nîmes. http://lcbo.unimes.fr
24. Les acides aminés excitateurs : Glutamate et Aspartate (2002). http://thebrain.mcgill.ca
25. Distribution subcellulaire des récepteurs du glutamate de type kaïnate . Dr Frédéric Jaskolski. Biologie et recherche. http://www.123bio.net
26. Fonctionnement des récepteurs canaux du glutamate. Des protéines responsables de la transmission synaptique excitatrice. Marc Gielen. Laboratoire de neurobiologie,Ecole normale superieure, CNRS. (2010)
27. Les différents types de récepteurs - Les récepteurs couplés aux protéines G (RCPG) et les protéines G. http://biochimej.univ-angers.fr
28. *Novel antischizophrenia symptoms. Handbook of Experimental Pharmacology.* Marc A.Geyer, Gerhard Cross.
29. Transduction du signal des RCPG (2011). http://www.facbio.com
30. Voies de signalisation des récepteurs couplés aux protéines G (RCPG ou GPCR). Audrey Claing, Ph.D, Département de Pharmacologie. Université de Montréal (2013). http://www.ircm.qc.ca
31. Récepteurs de l'acide glutamique. Connaissance des médicaments. http://www.pharmacorama.com
32. Transport membranaire et bioélectricité. H-John Byrne, Stanley G. Schultz (1997)
33. Plasticité cérébrale. Les mécanismes de la potentialisation à long terme, rédigé par M.C. Garnier et M. Ternaux, Lycée Joliot Curie, Aubagne. http://acces.ens-lyon.fr/
34. Neurophysiologie- Fonctionnement cellulaire du système nerveux-Cellules du système nerveux-Transmission neuronale-Récepteur des neurotransmetteurs. Aphysionado. https://sites.google.com

35. Formation et consolidation des souvenirs. Neurosciences comportements (2008). http://www.neur-one.fr
36. La LTP (potentialisation à long terme). http://memoireltp.wordpress.com
37. La potentialisation à long terme. http://lecerveau.mcgill.ca
38. Etude structure/fonction des récepteurs kaïnate et de leur modulation. Thèse rédigée ar Julien Véran (2011)
39. Influence d'une supplémentation en monosodium glutamate sur la physiologie gastro-intestinale et lé métabolisme chez le rat et l'homme. L'Institut des Sciences et Industries du Vivant et de l'Environnement. Thèse rédigée par Claire Boutry (2010)
40. *A Role for Glutamate Transporters in the Regulation of Insulin Secretion* (2011). Runhild Gammelsaeter, Thierry Coppola, Païkan Marcaggi, Jon Storm-Mathisen, Farrukh A. Chaudhry, David Attwell, Romano Regazzi, Vidar Gundersen mail.
41. Le système renal. Université de Marseille. http://biologie.univ-mrs.fr
42. Assimilation de l'azote en ammoniac - Principales voies de la synthèse des acides aminés - Catabolisme de la partie azotée des acides aminés : le cycle de l'urée. http://biochimej.univ-angers.fr
43. Glutamate. *Its application in food and contribution to health.* Appetite (2010). S. Jinap, P. Hajeb
44. *Glutamate receptors in peripheral tissues excitatory transmission outside the CNS.* Santokh Gil, Olga Pulido
45. Première lignée de cellules pancréatiques humaines productrices et sécrétrices d'insuline (2011). Institut National de la santé et de la recherche médicale (INSERM)
46. *Expression and role of ionotropic glutamate receptors in pancreatic islet cells* (1995). Inagaki N, Kuromi H, Gonoi T, Okamoto Y, Ishida H, Seino Y, Kaneko T, Iwanaga T, Seino S
47. *Insulin secretion is controlled by mGlu5 metabotropic glutamate receptors* (2006). Marianna Storto, Loredana Capobianco, Giuseppe Battaglia, Gemma Molinaro,Roberto Gradini, Barbara Riozzi, Alessandra Di Mambro, Kathryn J. Mitchell, Valeria Bruno, Maria P. Vairetti, Guy A. Rutter, and Ferdinando Nicoletti
48. Les fonctions des transporteurs membranaires du glutamate dans le système nerveux central : un rôle essentiel dans le contrôle de l'activité des réseaux corticaux en développement (2005). Laurent Aniksztejn, Yéhézékiel Ben-Ari, Mathieu Milh. Epilepsies. Volume 17, Numéro 3, 185-94
49. *Introduction to the role of glutamate in physiology and pathology.* http://chrisparsons.de/Chris/glutamate.htm
50. La maladie d'Alzheimer. http://www.inserm.fr
51. MEMANTINE. Une nouvelle option thérapeutique pour combattre la maladie d'Alzheimer. Elise Labis, Fabien Zakardjian.
52. Alzheimer : des récepteurs au glutamate identifiés comme une cible thérapeutique potentielle (2010). http://www.inserm.fr
53. Epilepsie France. http://www.epilepsie-france.fr/
54. L'épilepsie et son traitement par les médicaments antiépileptiques. Projet rédigé par Romain Lignelet. (2010-2011)
55. Etude génétique et biotechnologique du glutamate monosodique (Projet tutoré). Julien tap (2004)
56. *History of glutamate production.* American journal of nutrition (2009). Chiaki Sano http://ajcn.nutrition.org/
57. *Glutamic acid. Princeton University.* http://www.princeton.edu/
58. New seasonings. Ikeda, K. (1909).Journal of the Tokyo Chemical Society. 820 -836
59. Natural occurrence. Food Review International (1998). Ninomiya K.
60. Les additifs alimentaires. http://www.eassafe.com/
61. Les additifs alimentaires (2006). *European Food Information Council.* http://www.eufic.org/
62. Louis Pasteur. La fermentation. Ysabelle Poulin et Stéphanie Lemay. http://mendeleiev.cyberscol.qc.ca/
63. Guide santé : les additifs dans l'alimentation. http://www.e-sante.fr
64. Directive 79/112/CEE du Conseil, du 18 décembre 1978, relative au rapprochement des législations des États membres concernant l'étiquetage et la présentation des denrées alimentaires destinées au consommateur final ainsi que la publicité faite à leur égard. http://eur-lex.europa.eu
65. *The Monosodium Glutamate Story: The Commercial Production of MSG and Other Amino Acids.* Addison Ault, Department of Chemistry - Cornell College, Mount Vernon (Mars 2004)
66. Comité national des coproduits. Fiche numéro 8 : Coproduits de la betterave.
67. Utilisation des microorganismes. License sciences du vivant, biotechnologie.Université Paris Diderot. http://www.ibpc.fr
68. Corynebacterium glutamicum. Jacob Roam. http://web.mst.edu

69. Structure bactérienne. http://www.microbiologie-medicale.fr
70. Bacilles Gram (+),Genre Corynebacterium. Fanny Demay – BTS BioAnalyses & Contrôles. http://fdanieau.free.fr
71. Avis de l'Agence française de sécurité sanitaire des aliments (AFSSA) relatif à un dossier d'autorisation de mise sur le marché d'un maïs génétiquement modifié LY038 dont la teneur en lysine a été modifiée pour l'importation et l'utilisation en alimentation humaine et animale de grains et produits dérivés, au titre du règlement (CE) n° 1829/2003 (2007)
72. Corynebacterium glutamicum R. Bacmap Genome Atlas. http://bacmap.wishartlab.com
73. Importance de l'enveloppe cellulaire dans la regulation de la production de glutamate par Corynebacterium glutamicum 2262 au cours d'un procédé thermo-induit. Thèse rédigée par Kenza Amel Boulaha-Brihmouche (2010)
74. *Regulation of ldh expression during biotin-limited growth of Corynebacterium glutamicum*. Christiane Dietrich, Aimé Nato, Bruno Bost, Pierre Le Maréchal, et Armel Guyonvarch (2008). http://mic.sgmjournals.org
75. *Membrane Alteration Is Necessary but Not Sufficient for Effective Glutamate Secretion in Corynebacterium glutamicum* (1989). Christian Hoischen et Reinhard Kramer
76. Optimisation séquentielle de production du glutamate à partir de Corynebacterium glutamicum 2262 sur jus de datte : utilisation de deux modèles statistiques (PlackettBurman et Box-Behnken). Bedaida Ibtissam Kahina
77. Problématique de l'amélioration de la production d'acide aminé par voie microbienne. Stéphane Delaunay , Pascale Lapujade, , Damien Leyval, Pierre Germain, Jean-Louis Goergen, Jean-Marc Engasser. (2001)
78. *Metabolic engineering of Corynebacterium glutamicum aimed at alternative carbon sources and new products*. Ahmed Zahoor, Steffen N. Lindner, Volker F. Wendisch (Octobre 2012)
79. Biotechnologie et bioprocédés. Université Toulouse III. Patrice Bacchin.
80. *Monosodium Glutamate (MSG)* (2010). http://www.ihs.com / Le glutamate monosodique (MSG). http://www.eatrightontario.ca/
81. Le japonais Ajinomoto s'implante dans la production de glutamate en Europe. Industrie agro-alimentaire (2003). http://www.lesechos.fr
82. E 621, Glutamate de sodium, Glutamate monosodique GMS. http://www.additifs-alimentaires.net/
83. L'excès de sel nuit gravement à la santé cardio-vasculaire. http://sante.lefigaro.fr/
84. *International Glutamate Information Service (IGIS)*. http://www.glutamate.org/
85. Can *dietary supplementation of monosodium glutamate improve the health of the elderly ?* (2009). Shigeru Yamamoto, Miki Tomoe, Kenji Toyama, Misako Kawai, and Hisayuki Uneyama
86. *A possible application of monosodium glutamate to nutritional care for elderly people* (2008). Toyama K, Tomoe M, Inoue Y, Sanbe A, Yamamoto S.
87. *Clinical trial of glutamate for the improvement of nutrition and health in the elderly* (2009). Tomoe M, Inoue Y, Sanbe A, Toyama K, Yamamoto S, Komatsu T.
88. *Monosodium L-glutamate: a double-blind study and review* (1993).Tarasoff L, Kelly MF
89. *The safety evaluation of monosodium glutamate* (2000). Walker R., Lupien JR.
90. *Glutamic acid group poisoning. So-called Chinese restaurant syndrome* (1989). Rudin O, Stauffer E, Cramer Y, Krämer
91. *Etiology of hypersensitivity reactions following Chinese or Indonesian meals* (1993).Maat-Bleeker F.
92. *The monosodium glutamate symptom complex: assessment in a double-blind, placebo-controlled, randomized study* (1997). Yang WH, Drouin MA, Herbert M, Mao Y, Karsh J.
93. *Stimulation of peripheral cholinergic nerves by glutamate indicates a new peripheral glutamate receptor* (1989). Aas P, Tanso R, Fonnum F.
94. *A possible role for nitric oxide in glutamate (MSG)-induced Chinese restaurant syndrome, glutamate-induced asthma, 'hot-dog headache', pugilistic Alzheimer's disease, and other disorders* (1992). Scher W, Scher BM.
95. *MSG: Is This Silent Killer Lurking in Your Kitchen Cabinets*. Dr Joseph Mercola (2009).
96. *Nature and extent of brain lesions in mice related to ingestion of monosodium glutamate : a light and electron microscope study* (1974). Lemkey-Jonhston, N. Reynolds WA.
97. Brain damage and oral intake of certain amino acids (1976). Olney JW
98. *Brain lesions in an infant rhesus monkey treated with monosodium glutamate* (1969). Olney JW, Sharpe LG
99. *Deciphering the MSG controversy* (2009). Xiong JS, Branigan D, Li M.
100. *Brain damage in mice from voluntary ingestion of glutamate and aspartate* (1980).Olney JW, Labruyère J, De Gubareff T.

101. *Introduction to the role of glutamate in physiology and pathology.* http://chrisparsons.de/Chris/glutamate.htm
102. *The neurotransmitter glutamate and human T cells: glutamate receptors and glutamate-induced direct and potent effects on normal human T cells, cancerous human leukemia and lymphoma T cells, and autoimmune human T cells* (2014) Ganor Y, Levite M.
103. *Leptin regulation of hippocampal synaptic function in health and disease (2013).* Irving AJ1, Harvey J.
104. Association of monosodium glutamate Intake With overweight in Chinese Adults (2008). He K, Zhao L, Daviglus ML, Dyer AR, Van Horn L, Garside D, Zhu L, Guo D, Wu Y, Zhou B, Stamler J.
105. *The Slow Poisoning of Mankind A Report on the Toxic Effects of the Food Additive Monosodium Glutamate* (2006) Presented by John Erb
106. L'autisme en France http://www.autismegrandecause2012.fr/.
107. *Enzymes in the glutamate-glutamine cycle in the anterior cingulate cortex in postmortem brain of subjects with autism* (2013). Chie Shimmura, Katsuaki Suzuki, Yasuhide Iwata, Kenji J Tsuchiya, Koji Ohno, Hideo Matsuzaki, Keiko Iwata, Yosuke Kameno, Taro Takahashi, Tomoyasu Wakuda, Kazuhiko Nakamura, Kenji Hashimoto and Norio Mori
108. *Increased Glutamate and Homocysteine and Decreased Glutamine Levels in Autism: A Review and Strategies for Future Studies of Amino Acids in Autism* (2013).Ahmad Ghanizadeh
109. *Glutamate receptor mutations in psychiatric and neurodevelopmental disorders* (2014). Soto D, Altafaj X, Sindreu C, Bayés A.
110. *Blocking Metabotropic Glutamate Receptor Subtype 7 (mGlu7) via the Venus Flytrap Domain (VFTD) inhibits Amygdala Plasticity, Stress and Anxiety-related Behavior* (2014). Gee CE1, Peterlik D, Neuhäuser C, Bouhelal R, Kaupmann K, Laue G, Uschold-Schmidt N, Feuerbach D, Zimmermann K, Ofner S, Cryan JF, van der Putten H, Fendt M, Vranesic I, Glatthar R, Flor PJ
111. *Dysregulation of group-I metabotropic glutamate (mGlu) receptor mediated signalling in disorders associated with Intellectual Disability and Autism* (2014). D'Antoni S, Spatuzza M, Bonaccorso CM, Musumeci SA, Ciranna L, Nicoletti F, Huber KM, Catania MV
112. *Glutamic acid decarboxylase haplodeficiency impairs social behavior in mice* (2014). Sandhu KV1, Lang D, Müller B, Nullmeier S, Yanagawa Y, Schwegler H, Stork O
113. *MSG – Monosodium glutamate. Advanced Medicine Center of Arizona*
114. *Methylmercury alters glutamate transport in astrocytes* (2000). Aschner et al. Neurochem Int.
115. Le système neuro-endocrinien hypothalamo-hypophysaire : un chef d'orchestre pour l'organisme. http://master.igmm.cnrs.fr/
116. *Monosodium glutamate-induced neurotoxicity : review of the literature and call for further research* (1981). Nemeroff CB.
117. Excitotoxic amino acids as neuroendocrine probes (1978). Olney JW, Price MT
118. Effect of monosodium glutamate on some endocrine functions (1971). Redding TW, Schally AV, Arimura A, Wakabayashi I.
119. Harmful effects of MSG on function of hypothalamus-pituitary-target gland system (1995). Gong SL, Xia FQ, Wei J, Li XY, Sun TH, Lu Z, Liu SZ.
120. Surpoids et obésité : améliorer le dépistage et la prise en charge. http://www.has-sante.fr
121. Les données sur l'obésité et le surpoids en France (2012) http://www.lemonde.fr/
122. L'Obésité. http://www.inserm.fr/
123. *Obesity, voracity, and short stature: the impact of glutamate on the regulation of appetite* (2006). Hermanussen M, García AP, Sunder M, Voigt M, Salazar V, Tresguerres JA.
124. *Brain Lesions, Obesity, and Other Disturbances in Mice Treated With Monosodium Glutamate.* Science (1969). Olney JW.
125. *MSG linked to weight gain* (2011). Adam Marcus
126. L'obésité, une maladie endocrinienne- Formation continue (2003).Die deutsche Fassung dieses Artikels wird folgen
127. *The monosodium glutamate (MSG) obese rat as a model for the study of exercise in obesity* (2002). *Departments of Biochemistry, Anatomy, Pathology, Faculty of Medicine, Khon Kaen University.* Gobatto CA1, Mello MA, Souza CT, Ribeiro I.
128. *The efficacy of probiotics for monosodium glutamate-induced obesity: dietology concerns and opportunities for prevention* (2014). Savcheniuk OA, Virchenko OV, Falalyeyeva TM, Beregova TV, Babenko LP, Lazarenko LM, Demchenko OM, Bubnov RV1, Spivak MY.
129. *Obese Women Have Lower Monosodium Glutamate Taste Sensitivity and Prefer Higher Concentrations Than Do Normal-weight Women* (2010). M. Yanina Pepino, Susana Finkbeiner, Julie A. Mennella

130. *Monosodium glutamate intake is inversely related to the risk of hyperglycemia* (2013). Shi Z, Taylor AW, Yuan B, Wittert GA.
131. *Protein, amino acids and the control of food intake* (2009). Potier M, Darcel N, Tomé D
132. *MSG intake suppresses weight gain, fat deposition, and plasma leptin levels in male Sprague-Dawley rats* (2008). Kondoh T, Torii K
133. Diabète de type 2 (DNID). http://www.inserm.fr/
134. *Hippocampal synaptic plasticity and glutamate receptor regulation: influences of diabetes mellitus* (2004). Trudeau F, Gagnon S, Massicotte G.
135. *Type 2 diabetes mellitus in obese mouse model induced by monosodium glutamate* (2006). Nagata M, Suzuki W, Iizuka S, Tabuchi M, Maruyama H, Takeda S, Aburada M, Miyamoto K.
136. *Long-Term Effect of Monosodium Glutamate (MSG) Consumption on Rat Pancreas; a Preliminary Result* (2012) Piyanard Boonate, Supattra Pethlerta, Amod Sharma, Diwagar Guragain, Wipawi Hipkaeo, Sakda Waraasawapati, Anucha Puapairoj, Vitoon Prasongwattana, Ubon Cha'on
137. *GPRC5B a putative glutamate-receptor candidate is negative modulator of insulin secretion* (2013).Soni A, Amisten S, Rorsman P, Salehi A.
138. Epidémiologie, Clinique et traitement des diabetes. Diabète de type I. Faculté de médecine Pierre et Marie Curie. http://www.chups.jussieu.fr/
139. *The toxic effect of sodium-L-Glutamate on the inner layers of the retina* (1957). Lucas DR, Newhouse JP.
140. *A high dietary intake of sodium glutamate as flavoring (Ajinomoto) causes gross changes in retinal morphology and function (2002). Experimental Eye Research*. Ohguro H et al
141. *The neurotoxic effect of monosodium glutamate (MSG) on the retinal ganglion cells of the albino rat* (1986). Van Rijn CM, Marani E, Rietveld WJ.
142. *Early postnatal enriched environment decreases retinal degeneration induced by monosodium glutamate treatment in rats* (2009). Szabadfi K, Atlasz T, Horváth G, Kiss P, Hamza L, Farkas J, Tamás A, Lubics A, Gábriel R, Reglodi D.
143. *Determination of glutamate uptake by high performance liquid chromatography (HPLC) in preparations of retinal tissue* (2012). J Chromatogr B Analyt Technol Biomed Life Sci.
144. *Diabetes reduces glutamate oxidation and glutamine synthesis in the retina* (2000). The Penn State Retina Research Group. Lieth E, LaNoue KF, Antonetti DA, Ratz M.
145. *The influence of diabetes on glutamate metabolism in retinas* (2011). Gowda K, Zinnanti WJ, LaNoue KF.
146. *Monosodium L-Glutamate induced asthma* (1987). Allen D.H., Delohery. J, Baker. G.
147. *Double blind placebo controlled challenge of persons reporting adverse reactions to MSG* (1994). Altman, D.R, Fitzgerald T., Chiaramonte. Journal of Allergy and Clinical Immunology.
148. *Monosodium Glutamate Intake, Dietary Patterns and Asthma in Chinese Adults* (2012). Zumin Shi, Baojun Yuan, Gary A. Wittert, Xiaoqun Pan, Yue Dai, Robert Adams, and Anne W. Taylor.
149. *Monosodium glutamate avoidance for chronic asthma in adults and children* (2011). .Zhou Y, Yang M.
150. *Reconsidering the effects of monosodium glutamate: a literature review* (2006). Freeman M. J
151. *Headache and mechanical sensitization of human pericranial muscles after repeated intake of monosodium glutamate* (MSG) (2013). Shimada A, Cairns BE, Vad N, Ulriksen K, Pedersen AM, Svensson P, Baad-Hansen L.
152. *Effect of systemic monosodium glutamate (MSG) on headache and pericranial muscle sensitivity (2010)*. Baad-Hansen L1, Cairns B, Ernberg M, Svensson P.
153. *Reconsidering the effects of monosodium glutamate: a literature review* (2006). Freeman M. J Am Acad Nurse Pract.
154. *Deciphering the MSG controversy* (2009). Jennifer S. Xiong, Debbie Branigan, and Minghua Li
155. MSG – Monosodium glutamate. Advanced Medecine Center of Arizona.
156. *The effect of dietary glutamate on fibromyalgia and irritable bowel symptoms* (2012). Holton KF1, Taren DL, Thomson CA, Bennett RM, Jones KD.
157. *Increased glutamate/glutamine compounds in the brains of patients with fibromyalgia: a magnetic resonance spectroscopy study* (2010). Valdés M, Collado A, Bargalló N, Vázquez M, Rami L, Gómez E, Salamero M
158. *Elevated Glutamate in Fibromyalgia is associated with Experimental pain* (2009). Richard E. Harris, Pia C. Craig, Eric Kirshenbaum, Ananda Sen, Vitaly Napadow, Daniel J. Clauw.
159. *Effect of long-term monosodium glutamate administration on structure and functional state of the stomach and body weight in rats*. Falalieieva TM, Kukhars'kyĭ VM, Berehova TV

160. The neurotransmitter glutamate and human T cells: glutamate receptors and glutamate-induced direct and potent effects on normal human T cells, cancerous human leukemia and lymphoma T cells, and autoimmune human T cells (2014). Ganor Y1, Levite M.

161. *Inhibition of breast cancer-cell glutamate release with sulfasalazine limits cancer-induced bone pain* (2014). Ungard RG, Seidlitz EP, Singh G.

162. *Metabotropic Glutamate Receptor-1 Contributes to Progression in Triple Negative Breast Cancer* (2014). Malathi Banda, Cecilia L. Speyer, Sara N. Semma, Kingsley O. Osuala, Nicole Kounalakis, Keila E. Torres Torres, Nicola J. Barnard, Hyunjin J. Kim, Bonnie F. Sloane, Fred R. Miller, James S. Goydos, David H. Gorski

163. *Glutamate receptors in laryngeal cancer cells* (2011). Stepulak A1, Luksch H, Uckermann O, Sifringer M, Rzeski W, Polberg K, Kupisz K, Klatka J, Kielbus M, Grabarska A, Marzahn J, Turski L, Ikonomidou C.

164. *Dose dependent development of diabetes mellitus and non-alcoholic steatohepatitis in monosodium glutamate-induced obese mice* (2009). Sasaki Y, Suzuki W, Shimada T, Iizuka S, Nakamura S, Nagata M, Fujimoto M, Tsuneyama K, Hokao R, Miyamoto K, Aburada M.

165. *Monosodium glutamate (MSG): A villain and promoter of liver inflammation and dysplasia* (2008). Nakanishi Y et al. Journal of Autoimmunity

166. *Histochemical Studies of the Effects of Monosodium Glutamate on the Liver of Adult Wistar Rats* (2011) AO Eweka, PS Igbigbi, and RE Ucheya

167. *Diabetes mellitus and risk of colorectal cancer: a meta-analysis* (2005). Larsson SC1, Orsini N, Wolk A.

168. *Monosodium glutamate-induced diabetic mice are susceptible to azoxymethane-induced colon tumorigenesis* (2011). Kazuya Hata, Masaya Kubota, Masahito Shimizu, Hisataka Moriwaki,Toshiya Kuno, Takuji Tanaka, Akira Hara, Yoshinobu Hirose

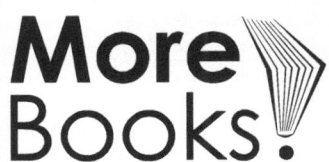

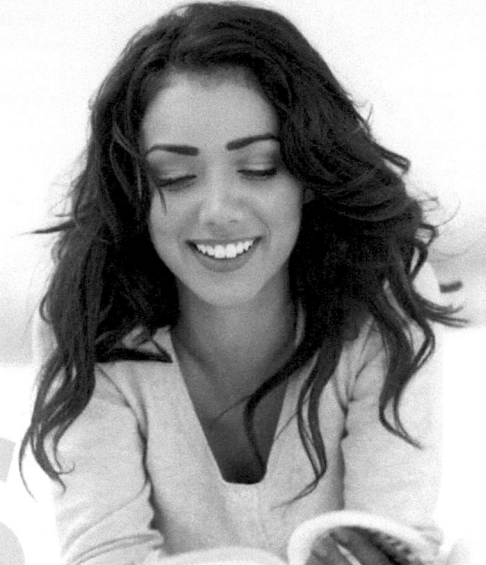

Oui, je veux morebooks!

I want morebooks!

Buy your books fast and straightforward online - at one of the world's fastest growing online book stores! Environmentally sound due to Print-on-Demand technologies.

Buy your books online at
www.get-morebooks.com

Achetez vos livres en ligne, vite et bien, sur l'une des librairies en ligne les plus performantes au monde!
En protégeant nos ressources et notre environnement grâce à l'impression à la demande.

La librairie en ligne pour acheter plus vite
www.morebooks.fr

OmniScriptum Marketing DEU GmbH
Heinrich-Böcking-Str. 6-8
D - 66121 Saarbrücken

Telefax: +49 681 93 81 567-9

info@omniscriptum.de
www.omniscriptum.de

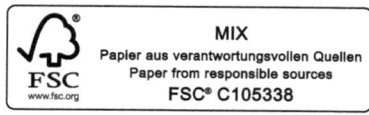

Printed by Books on Demand GmbH, Norderstedt / Germany